Dr. Earl Mindell

Der Happiness-Effekt

Die positive Wirkung negativer Ionen auf unsere Gesundheit

Aus dem Englischen von
Theresia Übelhör

Haben Sie Fragen an den Verlag?
Anregungen zum Buch?
Erfahrungen, die Sie mit anderen teilen möchten?

Nutzen Sie unser Internetforum:
www.mankau-verlag.de

mankau

Bibliografische Information der Deutschen Nationalbibliothek
Die Deutsche Nationalbibliothek verzeichnet diese Publikation in der Deutschen Nationalbibliografie; detaillierte bibliografische Daten sind im Internet über http://dnb.d-nb.de abrufbar.

Dr. Earl Mindell
Der Happiness-Effekt
Die positive Wirkung negativer Ionen auf unsere Gesundheit
ISBN 978-3-86374-333-8
1. Auflage November 2016

Mankau Verlag GmbH
Postfach 13 22, D-82413 Murnau a. Staffelsee
Im Netz: www.mankau-verlag.de
Internetforum: www.mankau-verlag.de/forum

Übersetzung: Theresia Übelhör, Heidelberg
Lektorat: Julia Feldbaum, Augsburg
Endkorrektorat: Susanne Langer M. A., Traunstein
Umschlag: Andrea Barth, Guter Punkt GmbH & Co. KG, München
Gestaltung Innenteil: Sebastian Herzig, Mankau Verlag GmbH
Illustrationen: Colourbox.de (8, 16/17, 26/27, 44/45, 90/91, 112); Wikimedia Commons, PD (32); Wellcome Library, London, CC BY 4.0 (34/35); Courtesy of Patricia Sisler (41)
Energ. Beratung: Gerhard Albustin, Raum & Form, Winhöring

Druck: Druckerei C. H. Beck, Nördlingen

Die Originalausgabe ist im Verlag Square One Publishers, Inc. (New York, USA) unter dem Titel „The Happiness Effect" erschienen.

Wichtiger Hinweis des Verlags:
Der Autor hat bei der Erstellung dieses Buches Informationen und Ratschläge mit Sorgfalt recherchiert und geprüft, dennoch erfolgen alle Angaben ohne Gewähr; Verlag und Autor können keinerlei Haftung für etwaige Schäden oder Nachteile übernehmen, die sich aus der praktischen Umsetzung der in diesem Buch dargestellten Inhalte ergeben. Bitte respektieren Sie die Grenzen der Selbstbehandlung und suchen Sie bei Erkrankungen einen erfahrenen Arzt oder Heilpraktiker auf.

Meinen wunderbaren, schönen und begabten
Enkelkindern Lily und Ryan.
Vielen Dank, dass wir in unserer Familie jeden Tag
einen „Happiness-Effekt“ erleben dürfen.

Inhalt

Vorwort 9
Einleitung 14

Kapitel 1:
Was sind negative Ionen? 17
Grundlegendes über Ionen 19
Die positiven Ionen in unserer Umgebung 20
Die negativen Ionen in der Natur 22
Schlussfolgerung 23

Kapitel 2:
Ein kurzer geschichtlicher Überblick 27
Der Anfang 28
Tesla stößt die Tür auf 31
Die Arbeit von Dr. Hansell 40
Schlussfolgerung 43

Kapitel 3:
Der gesundheitliche Nutzen negativer Ionen 45
Allergien und Asthma 47
ADHS 52
Heilung und das Immunsystem 54
Schmerzen 58
Stimmung 61
Kognitive Leistungsfähigkeit 73
Sportliche Leistungsfähigkeit 75

Kardiovaskuläre Gesundheit 76
Freie Radikale 78
Serotonin-Irritations-Syndrom (SIS) 80
Schlaf 84
Gewichtsabnahme 87
Schlussfolgerung 89

Kapitel 4:
Geräte zur Erzeugung negativer Ionen 91

Das natürliche Vorkommen negativer Ionen 92
Durchschnittliche Konzentration
negativer Ionen in der Umgebung 94
Künstlich erzeugte negative Ionen 95
Negativ-Ionen-Luftreiniger 95
Negativ-Ionen-Armbänder 98
Turmalin 102
Amethyst 106
Germanium 106
Die fünf besten Negativ-Ionen-Armbänder 108
Welches ist das richtige Band? 109
Schlussfolgerung 110

Nachwort 113
Danksagungen 114
Hersteller-Adressen 116
Literaturhinweise 118
Über den Autor 128
Stichwortregister 129

könne. Die Wirkung basierte auf der Tatsache, dass das Armband negative Ionen ausstrahlte. Als der junge Mann mit seiner Vorstellung begann, wurde er von Mark Cuban, einem der Investoren in der Runde, unterbrochen und gefragt, welche Wissenschaft hinter dem Produkt stünde. Der junge Mann sah Mark an wie das Kaninchen die Schlange. Mark fragte ihn ein zweites Mal. Ungeachtet der Tatsache, ob der Mann eine Antwort parat hatte, war, nach seinem Gesichtsausdruck zu urteilen, klar, dass er nicht bereit war, eine solche Frage zu beantworten. Vielleicht stand er auch einfach unter Schock, was vermutlich passieren kann, wenn man vor Fernsehkameras spricht. Als seine zweite Frage unbeantwortet blieb, begann Mark Cuban mit einer Tirade gegen das Produkt und tat das Ganze als Quacksalberei ab. Selbstverständlich bedeutete dies das Ende der Produktvorstellung und der Chance für den Bewerber, Unterstützung von einem der „Löwen" zu erhalten.

Während der folgenden Tage dachte ich über diesen Beitrag und die Art und Weise nach, mit der das Produkt als schlichtweg wertlos abgetan worden war. Damals wusste ich zwar nicht viel über negative Ionen, aber ich kannte ein paar Leute, die ähnliche Armbänder getragen und mir erzählt hatten, dass diese bei ihnen eine positive Wirkung erzielten. Aus reiner Neugierde begann ich, mich über dieses Thema zu informieren. Bei meiner Suche im Internet stellte ich fest, dass es Hunderte Webseiten zum Thema „Negative Ionen" gibt. Ich machte mich daran, alles zu lesen, was mir in die Finger kam, und ich fing aus Gewohnheit an, mir Notizen zu machen. Was ich herausfand, war sehr interessant. Es gab Seiten mit wissenschaftlichen Studien über die Vorzüge negativer Ionen, Seiten, auf denen Negativ-Ionen-Produkte angeboten und Hinweise auf die gesundheitlichen Vorteile aufgeführt wurden, sowie Seiten, auf denen Negativ-Ionen-Produkte als großer Schwindel bezeichnet wurden. Es war jedoch die Vielzahl der positiven wissenschaftlichen Forschungsergebnisse, die mich überzeugte. Aber wenn das, was ich da las, der Wahrheit entsprach, warum waren die gesundheitlichen Vorteile der negativen Ionen nicht längst allgemein bekannt, anstatt unter dem zweifelhaften Titel der Quacksalberei geführt zu werden?

Im Laufe der folgenden Monate begann ich, immer gründlichere Nachforschungen über dieses Thema anzustellen. Mir wurde klar, dass im Internet tatsächlich ein Wirrwarr aus Fakten und Fiktionen kursiert. Und ich machte mich langsam, aber sicher daran, die Wahrheit herauszufiltern. Wo eine sogenannte Tatsache oder eine Studie zitiert wurden und ich die ursprüngliche Quelle nicht ausfindig machen konnte, sah ich davon ab, sie in Erwägung zu ziehen. Und als ich anfing, die Puzzlestücke zusammenzusetzen, erfuhr ich darüber hinaus von der faszinierenden Geschichte hinter der Entwicklung und dem Einsatz von negativen Ionen. Diese Geschichte lieferte auch Hinweise darauf, wie die Schulmedizin die gesundheitlichen Vorteile negativer Ionen in den 1950er-, 1960er- und 1970er-Jahren heruntergespielt hat – um es freundlich auszudrücken. Als ich meine Arbeit abgeschlossen hatte, wurde mir klar, dass ich genügend Material zusammengetragen hatte, um ein Buch über dieses Thema zu schreiben, ein Buch das Mark Cubans Frage „Was ist die Wissenschaft dahinter?" vielleicht beantworten würde.

Lassen Sie mich zum Abschluss Folgendes hervorheben: Ich glaube, dass Sie durch die Lektüre dieses Buches auf eine einfache und kostengünstige Art und Weise stoßen werden, mit der eine Vielzahl von gesundheitlichen Problemen ohne jegliche Nebenwirkungen gelindert werden kann. Ich glaube, dass negative Ionen bei manchen Menschen aufgrund von biochemischen körperlichen Unterschieden besser wirken als bei anderen, aber ich bin davon überzeugt, dass negative Ionen für viele Menschen ein Segen sein können. Außerdem möchte ich darauf hinweisen, dass Sie als Verbraucher stets sicherstellen müssen, dass das Produkt, das Sie kaufen wollen, die von Ihnen gestellten Anforderungen tatsächlich erfüllt. Ich habe in diesem Buch zwar ein paar Richtlinien in Bezug auf Geräte zur Erzeugung von negativen Ionen aufgeführt, aber Sie sollten sich stets gründlich informieren, bevor Sie irgendein Produkt erwerben, das Auswirkungen auf Ihre Gesundheit haben kann. Ich hoffe, dass Sie dieses Buch für hilfreich halten werden.

Alles Gute,
Earl Mindell, RPh, MH, PhD
Beverly Hills, Kalifornien

Einleitung

Würden Sie mir glauben, wenn ich Ihnen sage, dass es in der Natur eine Kraft gibt, die Ihnen ein Gefühl des Wohlbefindens vermittelt, die Sie belebt, Ihren Schlaf verbessert, Ihre Allergien lindert, Ihre Konzentrationsfähigkeit erhöht und Ihre Stimmung hebt? Diese Kraft gibt es tatsächlich, und es handelt sich um etwas, was Sie sich nicht von einem Arzt verschreiben lassen müssen. Zwar bietet die Pharmaindustrie allen, die unter gesundheitlichen Beschwerden leiden, eine Riesenauswahl an Pillen an, aber leider sind die meisten dieser Arzneimittel teuer und mit möglicherweise gefährlichen Nebenwirkungen verbunden. Während in die Werbung für diese problematischen Angebote Millionen oder gar Milliarden Dollar gesteckt werden, hält die Natur ein einfaches und kostengünstiges Mittel bereit, mit dem einige alltägliche Gesundheitsprobleme wirksam und ohne unerwünschte Nebenwirkungen behandelt werden können. Diese Art von Therapie ist seit mehr als hundert Jahren beobachtet und untersucht worden, aber höchstwahrscheinlich haben Sie noch nie etwas davon gehört. Und falls Sie davon gehört haben, halten Sie sie vielleicht für nicht wirksam.

Für viele Menschen klingt dieses Mittel einfach zu gut, um wahr zu sein, und das ist genau das, was die Pharmaunternehmen Ihnen gerne einreden wollen. Doch für die Forscher, die dieses Naturphänomen jahrelang untersucht und dokumentiert haben, ist der wissenschaftliche Hintergrund eindeutig. In diesem Buch möchte ich Ihnen erklären, wie negative Ionen wirken und welch immense gesundheitliche Vorteile Ihnen diese winzigen chemischen Elemente bescheren können.

Ich beginne mit der Definition von negativen Ionen und erläutere Ihnen, wie diese wirken und wie sie verschiedene gesundheitliche Beschwerden lindern können. Es folgt ein Überblick über die Geschichte der Erforschung negativer Ionen, aus dem deutlich wird, dass Nikola Tesla, einer der brillantesten Erfinder und Forscher überhaupt, wahrscheinlich der erste Mensch war, der ihre Wirkung auf den Organismus erkannt hat. Im Anschluss erhält der Leser Einblick in die speziellen Gesundheitsprobleme, die durch eine Therapie mit negativen Ionen behoben oder gelindert werden können, sowie in die vielen Vorteile dieser Therapie, sodass ihm – wie ich hoffe – klar wird, wie er sich die Kraft der negativen Ionen zur Überwindung seiner eigenen gesundheitlichen Probleme zunutze machen kann. In diesem Buch finden sich einige der wichtigsten Forschungsergebnisse über negative Ionen, die im Laufe der vergangenen hundert Jahre zusammengetragen wurden, wobei die Vorteile ausführlich beschrieben werden, die mit diesen faszinierenden Atomen und Molekülen in Verbindung stehen. Zu guter Letzt findet der Leser eine praktische Übersicht über Geräte zur Erzeugung negativer Ionen. Sie wünschen anderen oder sich selbst eine gute Gesundheit, das Wünschen allein reicht aber leider nicht. Wenn Sie selbst die Verantwortung für Ihr Wohlbefinden übernehmen, können Sie möglicherweise genau die gute Gesundheit erlangen, die Sie ersehnen. Und wenn Sie sich so gut wie möglich über sichere und bewährte alternative Behandlungsmethoden für bestimmte Leiden informieren, finden Sie vielleicht die Linderung, die Ihnen bislang verwehrt geblieben ist.

Ich hoffe, dieses Buch führt Sie zu einem Leben voller Glück und Energie, zu einem gesunden Schlaf und zu ständiger Revitalisierung, sodass Sie zukünftig in der Lage sind, sämtliche Herausforderungen zu meistern.

Was sind negative Ionen?

Versuchen Sie, sich daran zu erinnern, wie es war, als Sie sich das letzte Mal an einem Strand, einem Seeufer oder auch nur in einem Park aufgehalten haben. Höchstwahrscheinlich haben Sie sich frisch und geradezu verjüngt gefühlt. Das liegt neben der schönen Landschaft und den entspannenden Aktivitäten daran, dass Sie sich dort inmitten Tausender unsichtbarer Stimmungsaufheller, negative Ionen genannt, befanden.

Auch wenn man sich dessen nicht bewusst ist, sind negative Ionen für diesen plötzlichen Anstieg der Wohlfühlenergie verantwortlich, die man bereits in dem Augenblick spürt, wenn man nach acht Stunden in einem sterilen, klimatisierten Büro ins Freie tritt. Es hat sich gezeigt, dass sich durch die Einwirkung einer ausreichenden Menge negativer Ionen Depression, affektive Störungen, wie zum Beispiel die saisonal-affektive Depression – die sogenannte „Winterdepression" – und selbst allergische Reaktionen auf Sporen, Pollen und Staub lindern lassen. Doch das sind bei Weitem nicht alle Vorzüge. Negative Ionen können sich auf alle Bereiche Ihrer Gesundheit und Ihres Wohlbefindens vorteilhaft auswirken und Ihnen zu besserem Schlaf, gewünschter Gewichtsreduktion sowie zu einer Steigerung Ihrer Konzentration und der sportlichen Leistungsfähigkeit verhelfen.

In diesem Kapitel erkläre ich Ihnen, was negative Ionen sind und wie ihre zahlreichen gesundheitsfördernden Wirkungen entdeckt wurden. Und die gute Nachricht ist, dass Sie nicht bis zum nächstgelegenen Wasserfall fahren müssen, um negative Ionen auf sich wirken zu lassen. Genau genommen kann jeder die Vorteile der negativen Ionen genießen, ganz unabhängig davon, wo er wohnt. Am besten, er fährt hinaus aufs Land und atmet, während er sich die Füße vertritt, die frische Luft tief ein. Und es gibt eine Methode, die noch einfacher ist: Gehen Sie unter die Dusche. Fühlen Sie sich nach einer Dusche nicht wacher? Auch wenn es Ihnen vielleicht nicht bewusst ist, aber dieses Gefühl, erfrischt zu sein, haben Sie den negativen Ionen zu verdanken.

Selbstverständlich ist es der Wissenschaft gelungen, die Kraft dieser Ionen kontrolliert nutzbar zu machen, wie Sie in Kapitel 4 erfahren werden. Doch zunächst sollten Sie das Wesen dieses verblüffenden elektrischen Wunders verstehen.

Grundlegendes über Ionen

Um zu begreifen, was Ionen sind und was sie bewirken, müssen wir uns mit Elektrizität beschäftigen. Wir erleben die Kraft der Elektrizität bei uns zu Hause, wo sie die Energie liefert, die Glühbirnen zum Leuchten und Geräte zum Laufen bringt, und die Raumtemperaturen je nach unseren Bedürfnissen steigen oder sinken lässt. Die Elektrizität, die wir zu Hause nutzen, wird durch Leitungen übertragen. In gewisser Weise ist auch der menschliche Körper ein solcher Leiter. Elektrizität fließt durch unser Nervensystem, bringt unser Herz zum Schlagen, unsere Haut zum Fühlen und unser Gehirn zum Denken. Ohne diese „Lebensladung" gäbe es kein Leben – weder menschliches noch sonstiges. Es ist klar, dass die Elektrizität sowohl für unsere eigenen Lebensfunktionen als auch für die Welt als Ganze eine wichtige Rolle spielt.

Aus welchen Elementen besteht die Elektrizität? Um diese Frage zu beantworten, müssen wir uns ein wenig mit Physik befassen.

Die physikalische Welt – alles, was Sie kennen – besteht aus winzigen chemischen Elementen, Atome genannt. Moleküle werden gebildet, wenn zwei oder mehr Atome eine chemische Verbindung eingehen. Stellen Sie sich zum Beispiel Legosteine vor. Ein einzelner Legostein steht für ein Atom. Wenn Sie zwei Legosteine zusammenstecken, bilden Sie ein Molekül.

Im Zentrum jedes Atoms befindet sich der Atomkern. Dieser Kern besteht aus Partikeln, die Protonen und Neutronen genannt werden. Protonen sind positiv geladen, während Neutronen keine Ladung besitzen. Partikel, die Elektronen genannt werden, umkreisen diesen Atomkern wie Monde einen Planeten. Elektronen sind negativ geladen.

Ist die gleiche Anzahl von Protonen und Elektronen in einem Atom vorhanden, dann hat dieses Molekül eine neutrale Ladung. Ist die Zahl dieser Partikel dagegen nicht ausgeglichen, dann wird das Atom oder Molekül als Ion bezeichnet, und es besitzt entweder eine positive oder eine negative Ladung.

Ein Ion mit mehr Protonen als Elektronen wird als positives Ion bezeichnet, während ein Ion mit mehr Elektronen als Protonen negatives Ion genannt wird. In der Natur kommen sowohl positive als auch negative Ionen vor, aber sie können auch durch menschengemachte Geräte erzeugt werden. Darüber hinaus sind beide Arten von Ionen in der Lage, das Verhalten und die Einstellung eines Menschen zu beeinflussen.

Die positiven Ionen in unserer Umgebung

Positive Ionen können von heißen Wüstenwinden, Handys, Funk- und Fernsehantennen, Mobilfunkmasten und Überlandleitungen erzeugt werden. Ihre Auswirkungen auf den Menschen sind zwar umstritten, doch es hat den Anschein, als wäre es für den menschlichen Organismus nicht vorteilhaft, zu vielen positiven Ionen ausgesetzt zu sein. Man kann behaupten, dass es Ihrer Gesundheit und Ihrem Wohlbefinden schadet, wenn diese Ionen allzu lange direkt auf Sie einwirken.

Möglicherweise steigern positive Ionen sogar seelische Belastungen, stören die Gehirnfunktion, rufen problematische Stoffwechselveränderungen hervor, führen zu Erschöpfung und beeinträchtigen die Funktionsweise des Immunsystems. Forschungsergebnisse deuten darauf hin, dass manche Menschen für die schädliche Wirkung der positiven Ionen anfälliger sind als andere.

Zwar sind die schädlichen Auswirkungen der positiven Ionen noch nicht abschließend erforscht, aber wir wissen, dass der moderne Lebensstil uns alle in ein Umfeld platziert hat, in dem ständig positive Ionen erzeugt werden. Lassen Sie Ihren Blick einen Moment durch jedes Zimmer Ihres Hauses schweifen, und Ihnen werden viele technische Geräte auffallen, die positive Ionen erzeugen, wie etwa Ihr Handy, der Fernseher, das Laptop oder die Klimaanlage. Wahrscheinlich sieht es an Ihrem Arbeitsplatz ganz ähnlich aus, und so bleiben Sie in einem Teufelskreis gefangen, egal, wohin Sie gehen.

Was ist das Resultat: Sie fühlen sich den ganzen Tag über müde und unmotiviert. Und was Bürogebäude anbelangt, so sind diese Bauten heutzutage häufig so gut isoliert, dass das Einströmen von vorteilhaften negativen Ionen zum Ausgleich der schädlichen positiven Ionen verhindert wird. Ingenieure und Bauhandwerker unternehmen große Anstrengungen, um Gebäude möglichst gut zu isolieren, weil die Unternehmen so die Temperaturen in den Büros leichter beibehalten und regulieren können. Der Nachteil dieser starken Isolierung besteht darin, dass sie nicht nur das Hereinströmen negativer Ionen verhindert, sondern auch dafür sorgt, dass die positiven Ionen von Handys, Mikrowellen, Staub, Schadstoffen und die abgestandene Luft nicht entweichen können. Das Ergebnis ist eine schlechte Luftqualität.

Zum Glück sind in der Natur deutlich mehr negative als positive Ionen vorhanden. Man findet sie an Stränden, an Seen, in den Bergen, bei Wasserfällen und generell nach Gewittern.

Die negativen Ionen in der Natur

Zu den in der Natur am häufigsten vorkommenden Molekülen gehören Wasserstoff, Kohlendioxid, Sauerstoff und Wasser. Bei einem elementaren Naturphänomen, wenn etwa ein großer Wasserfall auf die Oberfläche eines Sees trifft, dann werden durch dessen schiere Kraft Elektronen aus den Wassermolekülen geschleudert und in die Luft ausgestoßen, wo sie nach anderen Molekülen suchen, mit denen sie sich verbinden können.

Beim Beispiel des Wasserfalls neigen die aus den Wassermolekülen gelösten Elektronen dazu, sich mit Sauerstoffmolekülen zu verbinden. Wie bereits erwähnt, verwandelt sich ein Atom oder Molekül, sobald es mehr Elektronen als Protonen hat (in diesem Fall zusätzliche Elektronen der Wassermoleküle), in ein negatives Ion. Weil die Kraft des Wasserfalls jedem Wassermolekül ein paar Elektronen entzieht, werden also Tausende negativ geladene Sauerstoffmoleküle gebildet, und die Luft reichert sich mit negativen Ionen an. Die große Zahl negativer Ionen in der Luft, die Sie einatmen, bewirkt, dass Sie sich fast schlagartig erfrischt und belebt fühlen. Falls Sie jemals bei einem Wasserfall waren und tief durchgeatmet haben – diese plötzliche surreale Wachheit und das Gefühl der Selbstwahrnehmung ist der Wirkung dieser Fülle von negativen Ionen zu verdanken. Man kann die Zahl der negativen Ionen in einem Kubikzentimeter Luft messen, und in einer typischen Wasserfallumgebung können immerhin 5.000 negative Ionen pro Kubikzentimeter vorhanden sein. Besuchen Sie die Niagarafälle, und Sie werden die überwältigende Wirkung von 100.000 negativen Ionen pro Kubikzentimeter erleben.

Menschen, die unter den schädlichen Wirkungen von Allergenen in der Luft leiden, haben von negativen Ionen einen zusätzlichen Nutzen. Weil negative Ladungen positive Ladungen anziehen, binden negative Ionen Allergene wie zum Beispiel Staub, Schimmel und Pollen, die positiv geladen sind. Die Allergene verbinden sich mit den negativen Ionen und bilden Cluster, die zu schwer werden und zu Boden sinken, von wo aus sie nicht eingeatmet werden können.

Leider werden Sie bei der Rückkehr von Ihrem Ausflugsziel, an dem reichlich negative Ionen vorhanden waren, höchstwahrscheinlich wieder in ein Büroumfeld mit weniger als 50 negativen Ionen pro Kubikzentimeter Luft gelangen. Und wenn Sie die Klimaanlage eingeschaltet lassen oder während der Rushhour im Stau stehen, wird diese Zahl auf beinahe null absinken.

Natürlich bieten Wasserfälle nicht die einzige Gelegenheit, sich mit einer gesunden Dosis negativer Ionen zu versorgen. Sie können ans Meer fahren und am Ufer spazieren gehen, wo die Wellen an die Küste rollen und ständig in Bewegung sind. Und wenn das Wetter für eine Fahrt zum Strand nicht geeignet ist, können Sie es stets mit dem Erzeuger von negativen Ionen in Ihrem eigenen Zuhause versuchen: der Dusche. In der Dusche stößt das Wasser gegen die Wände und Ihren Körper, und Sie befinden sich inmitten des Ganzen. Nach nur zehn oder fünfzehn Minuten unter der Dusche werden Sie sich erfrischt und bereit fühlen, den Tag anzugehen.

Schlussfolgerung

Zwar kann man die physikalische Wirkung von negativen und positiven Ionen selbstverständlich nicht mit dem bloßen Auge sehen, doch Wissenschaftler sind heute in der Lage, sowohl den Gehalt der natürlich vorhandenen als auch der künstlich erzeugten Ionen zu messen. Trotz der beobachtbaren Veränderungen des menschlichen Verhaltens nach der Einwirkung von negativen Ionen ist auf Seiten der konservativen Schulmedizin ein starker Widerwille festzustellen, die zahlreichen Vorteile, die von diesen Molekülen ausgehen, anzuerkennen. Aber warum sollten wir dieses effektive Heilmittel für eine Vielzahl von Problemen nicht in Erwägung ziehen?

Negative Ionen kann man sich selbst verabreichen, sie haben keine problematischen Nebenwirkungen und kosten deutlich weniger als Arzneimittel. Wie Sie im nächsten Kapitel erfahren werden, hat eine bemerkenswerte Geschichte zur Entdeckung der negativen Ionen und ihrer vorteilhaften Wirkung geführt – eine Geschichte, an der eine der bedeutendsten Geistesgrößen aller Zeiten ihren Anteil hatte.

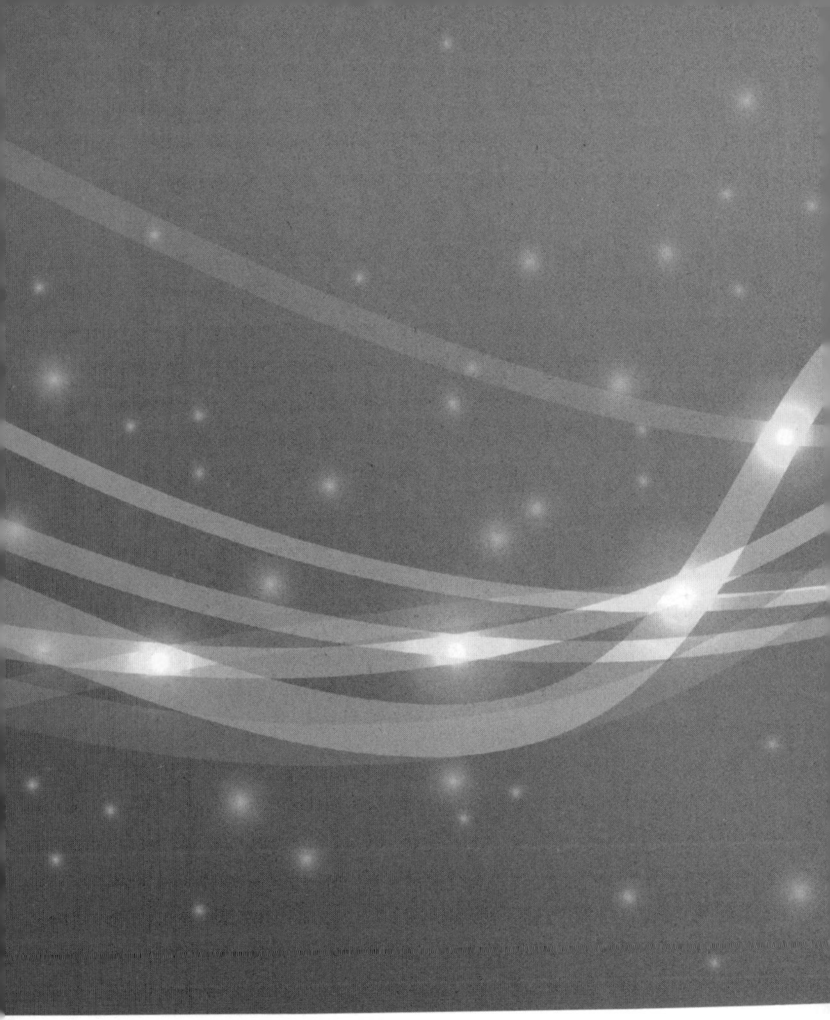

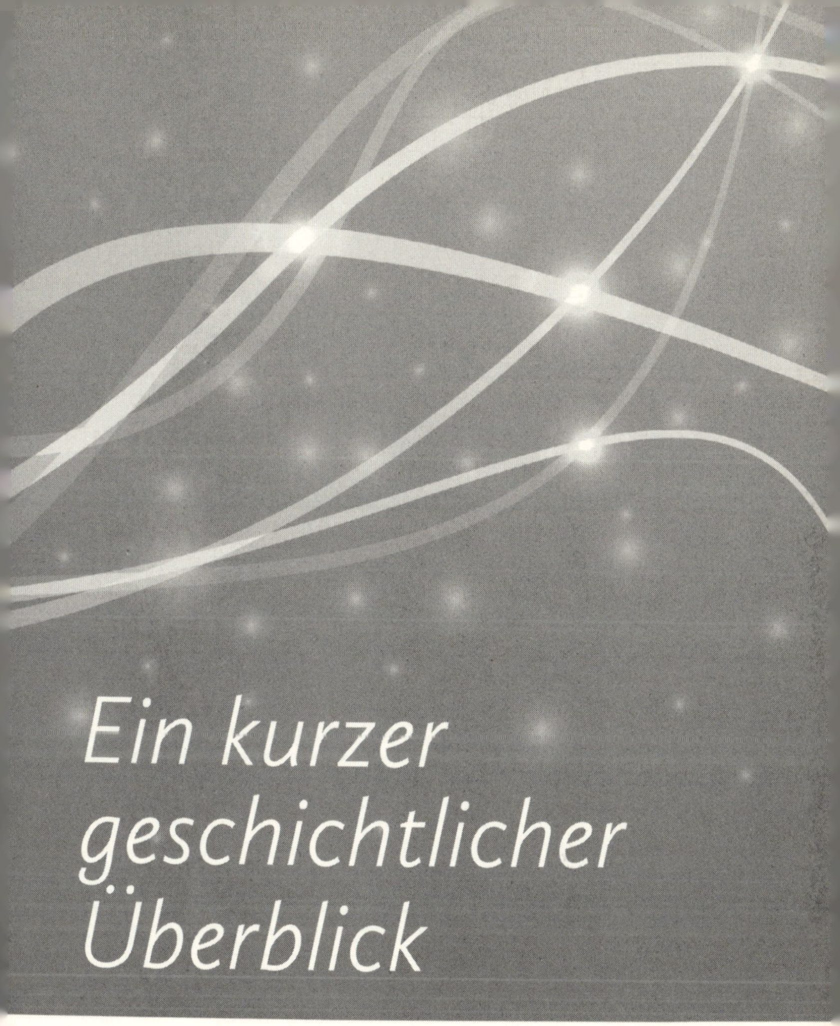

Ein kurzer geschichtlicher Überblick

Vielleicht war es ein von Nikola Tesla im Jahr 1900 verfasster Artikel, der die Tür zum Verständnis des medizinischen Nutzens von negativen Ionen aufstieß, doch die Kraft der Elektrizität hat in der Entwicklung der menschlichen Gemeinschaft schon immer eine wichtige Rolle gespielt. Erwähnenswert ist die Tatsache, dass das, was wir heutzutage für selbstverständlich halten, jahrtausendelang ein großes Mysterium war.

Der Anfang

Die frühen in Höhlen lebenden Menschen kannten die Elektrizität aufgrund der Blitze, die während der Gewitter über den Himmel zuckten. Sie lernten rasch, diese majestätische Kraft von oben zu fürchten und zu respektieren – eine Kraft, die ungeheuer lautes Donnerknallen hervorrief, mächtige Bäume in zwei Hälften spaltete, Brände auslöste und jeder armen Seele, die sich am falschen Ort aufhielt, das Leben kostete.

Im Laufe der Zeit sollte diesem Phänomen den verschiedenen religiösen Traditionen entsprechend eine göttliche Qualität zugeschrieben werden. Blitze hatten sowohl für die alten Griechen als auch für die Römer, für die Chinesen und auch für die Eingeborenenstämme überall auf der Welt eine besondere Bedeutung.

Erst mit Beginn des Zeitalters der Aufklärung, Mitte des 18. Jahrhunderts, und mit dem Erstarken der Wissenschaft wurden ernsthafte Bemühungen unternommen, die Natur der Elektrizität verstehen zu lernen. Eine der ersten Untersuchungen von Blitzen wurde von Benjamin Franklin Anfang der 1750er-Jahre durchgeführt. Um zu beweisen, dass es sich bei Blitzen tatsächlich um Elektrizität handelt, schlug Franklin vor, einen Drachen mit einem daran befestigten Schlüssel mitten in einem Gewitter aufsteigen zu lassen. Wir wissen zwar nicht, ob Franklin sein berühmtes Experiment tatsächlich durchgeführt hat, aber laut Legende brachte er ein Stück Draht als Blitzableiter an dem Drachen an, dann befestigte er am Ende der Drachenschnur einen Schlüssel, der mit einer „Leidener Flasche“ – einem frühen Kondensator – verbunden war. Diese Flasche sollte dazu dienen, die Elektrizität des Blitzes zu „sammeln“.

Während eines Gewitters bemerkte Franklin, dass die feuchte Drachenschnur statisch aufgeladen war, und beschloss, sie anzufassen, wodurch er einen leichten Stromschlag erhielt. Dieser Stromschlag sowie die elektrifizierte Schnur und die in der Folge geladene „Leidener Flasche" waren Beweise, dass Blitze tatsächlich eine Form von Elektrizität sind. Darüber hinaus war Franklin der Erste, der eine Theorie über die Ursache von Blitzen aufstellte und darin den Austausch einer negativen und einer positiven Kraft erkannte. Von diesen Erkenntnissen ausgehend erfand Franklin schließlich den Blitzableiter, der genutzt werden sollte, um Gebäude davor zu schützen, nach Blitzeinschlägen in Brand zu geraten.

Bald wurden in Europa weitere Theorien aufgestellt und Experimente durchgeführt, um dieses Naturphänomen besser verstehen zu lernen. In den 1770er-Jahren beschloss Pater Giuseppe Toaldo, ein berühmter italienischer Physiker und Professor, von Benjamin Franklins neuer Erfindung beeinflusst, die Wirkung der Elektrizität auf das Pflanzenwachstum zu untersuchen. Er behauptete, dass Pflanzen, die neben dem Leitungsdraht eines Blitzableiters standen, beinahe zehn Mal größer wurden als identische Pflanzen nur wenig Meter weiter entfernt. Im Jahr 1775 machte sich auch Pater Giovanni Battista Beccaria von der Universität Turin daran, herauszufinden, ob die Elektrizität eine messbare Auswirkung auf das Pflanzenleben hat. In seiner Abhandlung *Elettricismo Artificiale* (Die Künstliche Elektrizität) schrieb er: „In Bezug auf die Elektrizität der Atmosphäre scheint festzustehen, dass die Natur sich ihrer reichlich bedient, um das Pflanzenwachstum zu fördern." Das waren die ersten Schritte zur Erkenntnis, welchen Einfluss die Elektrizität auf die Natur und sämtliche Lebewesen hat.

Etwa zur gleichen Zeit pflanzte der französische Physiker Jean-Antoine Nollet, der Erste, der an der Universität von Paris zum Professor der Physik ernannt wurde, ein paar Dutzend Senfsamen in zwei getrennte Behältnisse und setzte eines der Behältnisse mithilfe einer Elektrisiermaschine unter Strom. Nach einer Woche hatten in dem elektrifizierten Behältnis sämtliche Samen gekeimt und waren ein paar Millimeter gewachsen, während sich in dem anderen Behältnis noch kaum etwas getan hatte. Diese Experimente bewiesen zwar, dass der Einsatz statischer Elektrizität das Pflanzenwachstum beschleunigte, doch die der Elektrizität zugrunde liegende Physik wurde erst Mitte des 19. Jahrhunderts erforscht.

In den 1830er-Jahren dokumentierte Michael Faraday in England die Bewegung von Ionen, als er die elektrischen Ladungen in mit Gas gefüllten Röhren untersuchte, bei denen es sich im Grunde um frühe Versionen von Kathodenröhren handelte.

Und während die Wissenschaftler in ganz Europa über das Wesen dieser Partikel diskutierten, stellten Julius Elster und Hans Friedrich Geitel, zwei Physiklehrer, die ihr ganzes Leben lang miteinander befreundet waren und zusammen am Gymnasium „Große Schule" in Wolfenbüttel unterrichteten, fest, dass elektrostatische Felder aus den elektrisch geladenen, als Ionen bezeichneten Partikeln bestehen, die sich in der Luft um uns herum befinden. Ihre Entdeckung sollte einer der ersten wichtigen Schritte zur Erkenntnis darstellen, wie stark elektrisch geladen unsere Umgebung tatsächlich ist.

Tesla stößt die Tür auf

Es bedurfte der Vorstellungskraft eines Ingenieursgenies, das elektrische System, das wir heute nutzen, zu verbessern und die wahre Kraft der negativen Ionen zu erkennen. Nikola Tesla wurde 1856 in Serbien geboren. Nach dem Studium der Physik und des Ingenieurwesens in den 1870er-Jahren, am Polytechnischen Institut in Graz und an der Universität von Prag, wanderte er 1884 in die Vereinigten Staaten aus. Zunächst arbeitete Tesla 1884 im Labor von Thomas Edison, doch er verließ Edisons Firma bald, weil er sich von seinem amerikanischen Arbeitgeber ausgenutzt fühlte, der sich mehr für den geschäftlichen Erfolg und seine Einkünfte interessierte als für echten Fortschritt auf dem Gebiet der elektrischen Energietechnik.

Mit finanzieller Hilfe anderer Unterstützer entwickelte Tesla Technologien zur Erzeugung und Übertragung von Wechselstrom, er experimentierte mit Röntgenstrahlung und Kommunikation per Funk. Darüber hinaus arbeitete er mit General Electric zusammen am Bau des ersten modernen Kraftwerks bei den Niagarafällen. Seine Interessen waren zwar zahlreich und vielfältig, dennoch widmete er einen großen Teil seiner Forschung der Untersuchung der elektrischen Eigenschaften von Röntgenstrahlen, der drahtlosen Kommunikation, der Ionisierung, des elektromagnetischen Flusses und des Gravitationsfelds der Erde.

Teslas bekannteste Erfindung ist wohl der Starkstromtransformator, der unter dem Namen „Tesla-Spule“ bekannt ist und den er 1891 erfand, nachdem er gefährliche Experimente mit Hunderttausenden Volt Elektrizität durchgeführt hatte. Laut Margaret Cheneys Buch *Tesla: Man Out of Time* (deutsche Fassung: *Nikola Tesla. Eine Biographie*) veranlassten

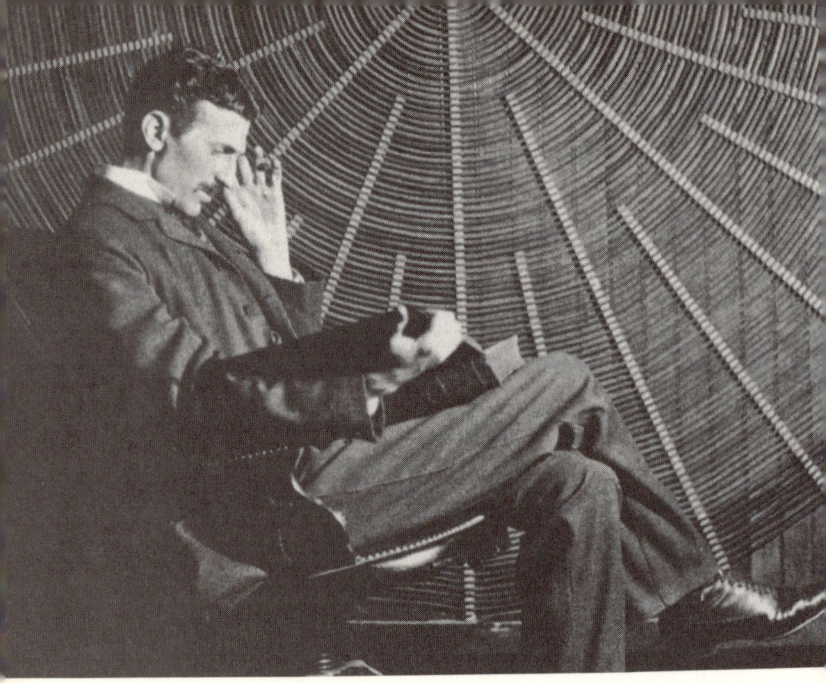

Der 1856 in Serbien geborene Nikola Tesla studierte in den 1870er-Jahren Physik und Ingenieurwesen am Polytechnischen Institut in Graz und an der Universität von Prag und wanderte 1884 in die Vereinigten Staaten aus. Dieses Foto zeigt Tesla im Alter von vierunddreißig Jahren, ein Jahr, bevor er die Tesla-Spule erfand.

diese Experimente Tesla, „die tiefenwärmende therapeutische Wirkung von hochfrequenten Strömen auf den menschlichen Körper“ zu verkünden, was die Schaffung eines „enormen Felds der medizinischen Technologie mit vielen frühen Nachahmern sowohl in Amerika als auch in Europa“ nach sich ziehen würde. Während dieses Gebiet der Technologie sich hauptsächlich auf den möglichen medizinischen Einsatz von „Wärmeerzeugung durch den Beschuss von Gewebe mit hochfrequentem Wechselstrom“ konzentrierte, zu welchen heute Röntgenstrahlen, Mikrowellen und Radiowellen zählen, interessierte Tesla sich auch für die gesundheitlichen

Vorteile dessen, was er als „kaltes Feuer" bezeichnete. Dieses „kalte Feuer" bestand im Wesentlichen aus der Büschelentladung eines Geräts mit geringer Energie, die, wie Tesla meinte, sowohl den Geist erfrischte als auch die Haut reinigte. In Wahrheit hat er wohl einfach die Wirkung von negativen Ionen beschrieben.

Vielleicht war Teslas bemerkenswerteste Schilderung der Kraft der negativen Ionen das Ergebnis seiner Enttäuschung darüber, dass er vom deutschen Wissenschaftler Carl von Linde übertroffen worden war. Nachdem Linde von seinem Durchbruch beim Prozess der Flüssigmachung von Sauerstoff berichtete – einem Prozess, an dem Tesla selbst gearbeitet hatte –, war Tesla deprimiert. Die Autorin Margaret Cheney beschreibt, dass der Erfinder auf seine „elektrische Behandlung" setzte, um seine Niedergeschlagenheit zu überwinden, und selbst feststellte: „In dieser Zeit war ich so traurig und entmutigt, ... dass ich glaube, ich hätte mich ohne die regelmäßige elektrische Behandlung, die ich mir selbst verordnet habe, nicht erholen können. Die Elektrizität gibt dem erschöpften Körper nämlich genau das, was er am meisten benötigt – Lebenskraft, Nervenkraft. Sie ist ein hervorragender Arzt, das kann ich Ihnen versichern, vielleicht der beste Arzt von allen."

Obwohl Nikola Tesla keinerlei Interesse hatte, aus seiner kleinen Tesla-Spule ein Geschäft auf dem Gebiet der medizinischen Ausrüstung zu machen, gestattete er einem anderen Mann, diese Geräte herzustellen und an Ärzte und Professoren zu verkaufen, die ihn von allen Teilen der Vereinigten Staaten mit telefonischen Anfragen zu dieser neuen Erfindung überhäuften. Der Verkauf seiner medizinischen Spule brachte ihm bald ein wenig Geld ein, das er nutzte, um neue Erfindungen zu finanzieren.

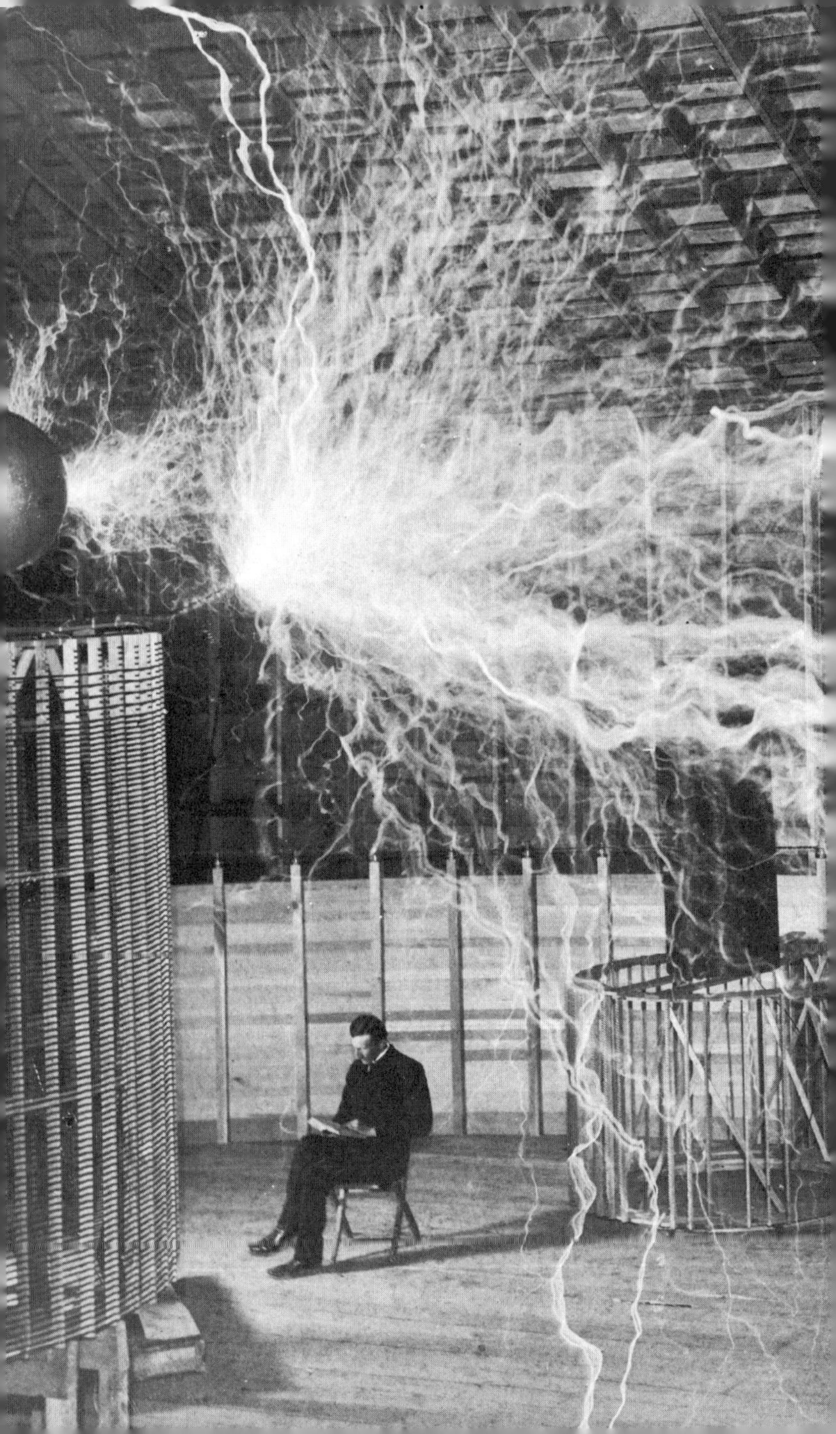

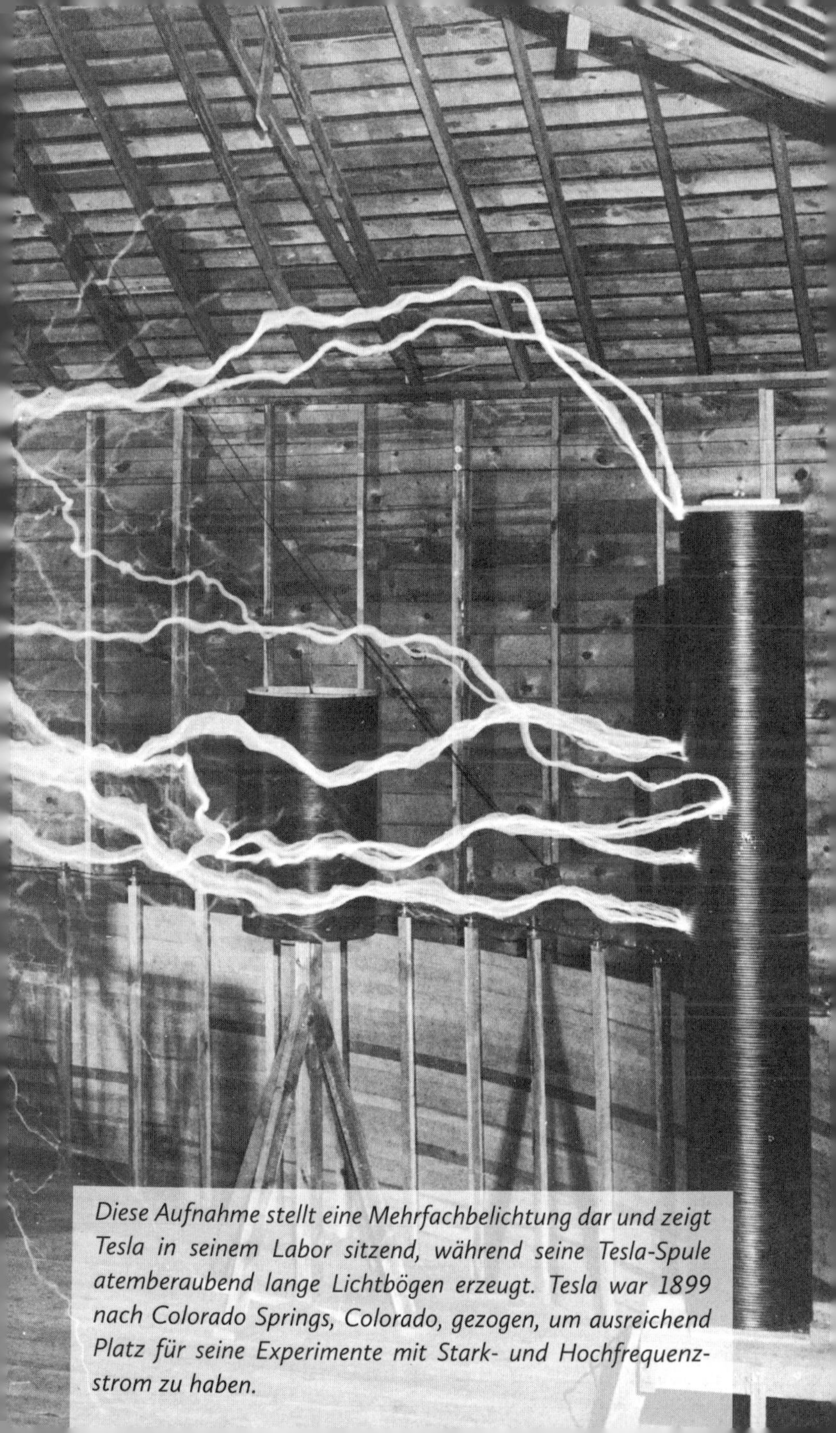

Diese Aufnahme stellt eine Mehrfachbelichtung dar und zeigt Tesla in seinem Labor sitzend, während seine Tesla-Spule atemberaubend lange Lichtbögen erzeugt. Tesla war 1899 nach Colorado Springs, Colorado, gezogen, um ausreichend Platz für seine Experimente mit Stark- und Hochfrequenzstrom zu haben.

Die Zeitschrift *The Century* kündigte im Jahr 1900 in ihrer Juniausgabe einen „bemerkenswerten Artikel von Nikola Tesla" an: „Das Problem der Steigerung der menschlichen Energie". In diesem Artikel beschrieb Tesla seinen Transformator, die Tesla-Spule, sowie die Art und Weise, mit der sie dem elektrischen Strom ermöglichte, durch die Luft zu fließen. Die damalige Technologie nutzte, ebenso wie die heutige, Leitungen zur Übertragung von Elektrizität, doch Tesla war in der Lage, Strom durch die Luft zu übertragen. In Verbindung mit diesem Phänomen beschrieb Tesla auch ein bemerkenswertes Experiment. Er hatte die Elektrizität durch die Luft und ohne jede gesundheitsschädliche Wirkung durch seinen Körper strömen lassen. Damit hatte er „demonstriert, dass starke elektrische Entladungen von mehreren Hunderttausend Volt, die damals als absolut tödlich galten, ohne Unannehmlichkeiten oder schädliche Folgen durch den Körper fließen konnten".

Obwohl die Leser von dieser Beschreibung mit Sicherheit bereits fasziniert waren, erwähnte Tesla in seinem Artikel

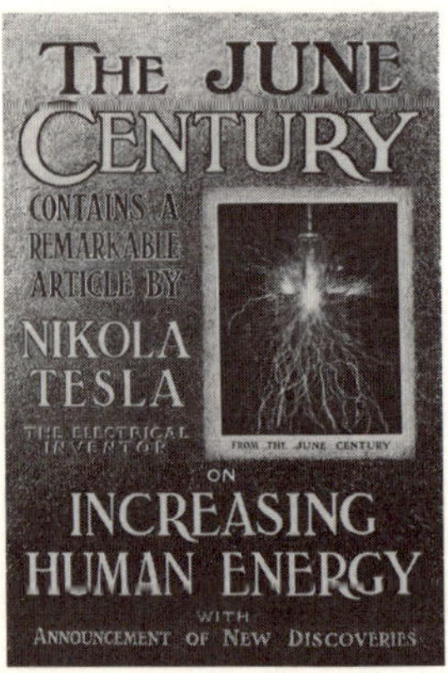

Das Magazin „The Century", das zu Beginn ein kleines christliches Journal gewesen war, entwickelte sich Ende des 19. Jahrhunderts zur auflagenstärksten Zeitschrift in den USA. In der Juniausgabe des Jahres 1900 fand sich ein „bemerkenswerter Artikel von Nikola Tesla": „Das Problem der Steigerung der menschlichen Energie", in dem die Tesla-Spule beschrieben wurde, ein Transformator, der es dem elektrischen Strom ermöglichte, durch die Luft zu fließen.

noch eine andere bedeutsame Beobachtung. Hier sei der Erfinder zitiert: „Diese Schwingungen riefen weitere spezifische physiologische Effekte hervor, die nach meiner Bekanntmachung von versierten Ärzten begierig aufgegriffen und weiter untersucht wurden. Dieses neue Forschungsgebiet hat sich als unerwartet fruchtbar erwiesen und wurde in den wenigen Jahren, die seitdem vergangen sind, in solchem Umfang weiterentwickelt, dass es inzwischen ein legitimes und wichtiges Gebiet der medizinischen Wissenschaft darstellt." Es hat den Anschein, als wäre Tesla durch den Einsatz der von seiner Spule übertragenen elektrischen Ströme in der Lage gewesen, positive und negative Ionen zu erzeugen – was noch nie zuvor gelungen war oder zumindest von der damaligen Wissenschaftsgemeinde nicht anerkannt wurde. Tesla bezog sich höchstwahrscheinlich auf die physiologischen Effekte durch die Einwirkung der bei diesem Experiment erzeugten negativen Ionen – eben jener Ionen, die das Potenzial besitzen, den Körper zu heilen und die Stimmungslage des Menschen zu verändern. Leider ging Tesla dem Potenzial dieser Entdeckung nicht weiter nach, obwohl er davon fasziniert gewesen war. Stattdessen beschritt er andere Wege und ging seinen sich ständig verändernden Interessen nach.

Obwohl er den medizinischen Anwendungsmöglichkeiten seiner Spule sehr wenig Beachtung schenkte, „war Tesla auf seine alten Tage hocherfreut, als er erfuhr, dass ihm wegen seiner Erfindung von elektrischen Schwingungsgeräten für die medizinische Therapie Anerkennung gezollt wurde". In Wahrheit werden die therapeutischen Auswirkungen von Teslas Erfindungen auf medizinischem Gebiet noch immer erforscht. „Wie bei so vielen von Teslas Erfindungen, erfassen die Gelehrten noch immer nicht das ganze Ausmaß ihrer möglichen Anwendungen."

Aus „Das Problem der Steigerung der menschlichen Energie" von Nikola Tesla The Century, Juniausgabe 1900

„Die Entdeckung der Leitfähigkeit der Luft war, obwohl unerwartet, nur das natürliche Ergebnis von Experimenten auf einem Sondergebiet, die ich schon seit einigen Jahren durchgeführt hatte. Ich glaube, es war im Jahr 1889, als mich gewisse Möglichkeiten, die sich aus extrem schnellen elektrischen Schwingungen ergaben, zu dem Entschluss gelangen ließen, eine Reihe von speziellen Maschinen zu deren Untersuchung zu entwickeln. Aufgrund der besonderen Anforderungen war der Bau dieser Maschinen sehr schwierig, zeitraubend und mühsam. Aber meine Arbeit daran wurde reich belohnt, weil ich durch sie mehrere neue und wichtige Ergebnisse erzielen konnte. Eine der ersten Beobachtungen, die ich mithilfe dieser neuen Maschinen machte, war, dass extrem starke elektrische Schwingungen auf außergewöhnliche Weise auf den menschlichen Organismus wirken. So habe ich zum Beispiel demonstriert, dass starke elektrische Entladungen von mehreren Hunderttausend Volt, die damals als absolut tödlich galten, ohne Unannehmlichkeiten oder schädliche Folgen durch den Körper fließen konnten. Diese Schwingungen riefen weitere spezifische physiologische Effekte hervor, die nach meiner Bekanntmachung von versierten Ärzten begierig aufgegriffen und weiter untersucht wurden. Dieses neue Forschungsgebiet hat sich als unerwartet fruchtbar erwiesen und wurde in den wenigen Jahren, die seitdem vergangen sind, in solchem Umfang weiterentwickelt, dass es inzwischen ein legitimes und wichtiges Gebiet der medizinischen Wissenschaft darstellt. Viele Ergebnisse, die damals für unmöglich gehalten wurden, sind mit diesen Schwingungen inzwischen problemlos erzielbar, und viele damals unvorstellbare Experimente können nun mit ihrer Hilfe leicht durchgeführt werden. Ich erinnere mich noch mit Freude daran, dass ich vor neun Jahren die Entladung einer starken Induktionsspule durch meinen Körper fließen ließ, um vor einer wissenschaftlichen Gesellschaft zu demonstrieren, wie vergleichsweise harmlos sehr schnell schwingende elektrische Ströme sind, und ich kann mich noch immer an das Staunen meines Publikums entsinnen. Inzwischen würde ich mit deutlich geringerer Besorgnis als damals anbieten, die gesamte elektrische Energie der jetzt im Niagara-Kraftwerk arbeitenden Turbinen mit solchen Strömen durch meinen Körper zu leiten – vierzig- bis fünfzigtausend Pferdestärken. Ich habe elektrische Schwingungen erzeugt, die von solcher Stärke waren, dass sie, wenn sie durch meine Brust und meine Arme zirkulierten, Drähte schmolzen, die meine Hände miteinander verbanden, während ich dennoch kein unangenehmes Gefühl verspürte. Mit solchen Schwingungen habe ich eine Schlinge aus schwerem Kupferdraht so stark unter Strom gesetzt, dass Metalle und sogar Objekte mit deutlich höherem elektrischen Widerstand als dem des menschlichen Gewebes, die in die Nähe der Schlinge oder in diese Schlinge platziert waren, auf hohe Temperaturen erhitzt wurden und häufig mit der Heftigkeit einer Explosion geschmolzen sind. Und genau in diesen Raum, in dem dieses ungeheuer zerstörerische Chaos stattfand, habe ich wiederholt meinen Kopf gereckt, ohne irgendetwas zu spüren oder schädliche Nachwirkungen festzustellen."

Die Arbeit von Dr. Hansell

Erst Anfang der 1930er-Jahre wurden von einem amerikanischen Forschungsingenieur namens Dr. Clarence Hansell die ersten spezifischen Untersuchungen der biologischen Wirkung ionisierter Luft durchgeführt. Dr. Hansell, ein hochverdienter Erfinder, gründete 1925 die Rocky Point Research Section des RCA Radio Transmission Laboratory und leitete sie viele Jahre lang. Bis zu seinem Tod im Jahr 1967 hatte er mehr als 300 US-Patente angemeldet, eine Zahl, die nur von Thomas Edison übertroffen wurde.

Als Dr. Hansell 1932 in seinem Labor arbeitete, bemerkte er etwas Eigenartiges im Verhalten eines seiner Laboringenieure. Wenn sein Assistent neben der Elektrisiermaschine arbeitete, schien er, wann immer der Generator die Polung und damit die Art der Ionen, die er in die Luft ausstieß, wechselte, unter Stimmungsschwankungen zu leiden. Erzeugte der Generator negative Ionen, war der Assistent in einer Art Hochstimmung und besonders energiegeladen. Gab die Maschine dagegen positive Ionen ab, erlebte der Assistent eine Stimmungsverschlechterung, wurde schnell aggressiv und bekam häufig Kopfschmerzen. Dr. Hansell schlussfolgerte, dass diese Verhaltensänderung höchstwahrscheinlich mit einer Sache zusammenhing, nämlich der Art der Ionen, die vom großen Generator des Labors erzeugt wurden. Er erkannte, dass die ionisierte Luft eine gewaltige biologische Wirkung auf seinen Assistenten hatte. Aber das war noch nicht alles.

Als Dr. Hansell das Verhalten des Ingenieurs untersuchte, beobachtete er noch etwas anderes, was ebenso faszinierend war. Das Labor, in dem er arbeitete, war aufgrund der ganzen Aktivitäten immer sehr staubig. Bei denjenigen Mit-

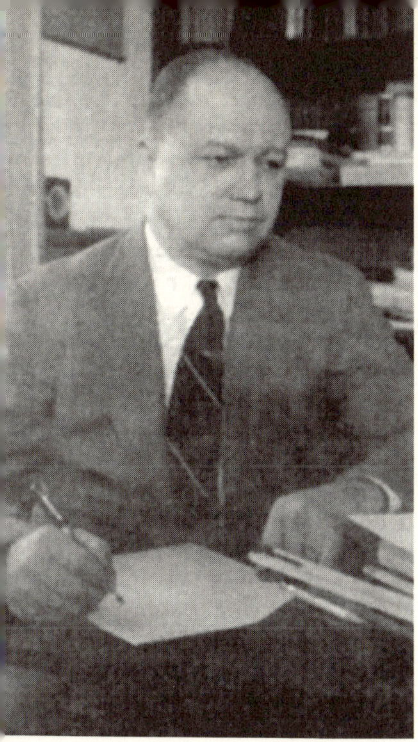

Dr. Clarence Hansell gründete 1925 die Rocky Point Research Section des RCA Radio Transmission Laboratory und leitete sie viele Jahre lang. Bis zu seinem Tod im Jahr 1967 hatte er mehr als 300 US-Patente angemeldet. Diese Zahl wurde nur von Thomas Edison übertroffen. Dr. Hansells Laborbeobachtungen führten 1932 zu seinen bahnbrechenden Forschungen über negative Ionen und ihre therapeutische Wirkung.

arbeitern, die an Allergien litten, verschlimmerte sich der Gesundheitszustand durch die in der Luft herumwirbelnden Staubpartikel. Doch sobald der Generator negative Ionen erzeugte, geschah etwas Erstaunliches. Bei denjenigen Allergikern, die sich in unmittelbarer Nähe des Generators aufhielten, verschwanden die Symptome ganz. Je häufiger Dr. Hansell dieses Phänomen beobachtete, desto stärker wurde seine Überzeugung, dass es die negativen Ionen waren, die nicht nur die Stimmung verändern, sondern auch Allergien lindern konnten, indem sie die schädlichen Partikel aus der Luft beseitigten.

In Zusammenarbeit mit seinem Maschinisten, Al Streib, entwickelte Dr. Hansell ein kleines mobiles Gerät, das negative Ionen erzeugen konnte. Er und Streib testeten die Maschine an Familienmitgliedern und Freunden und stellten rasch fest, wie effektiv das Gerät die Allergene aus der Luft beseitigte und die Stimmung verbesserte. Im Laufe der folgenden Jahre wandte Dr. Hansell sich mehrfach an die Vorstände von RCA und bat sie, die Herstellung eines ähnlichen Geräts in Erwägung zu ziehen, doch RCA sah keinen Wert in einer kommerziellen Produktion. Im Jahr 1945 diente Dr. Hansell als wissenschaftlicher Ermittler für die US-Regierung beim Technical Industrial Intelligence Committee in Deutschland. Sein Interesse an Ionen hatte nicht nachgelassen. Während seiner Stationierung recherchierte er weiter über Luftionisation und berichtete darüber. Er stellte die Theorie auf, dass er die Zahl der Allergene in der Luft im Inneren von U-Booten reduzieren und die Stimmung der Matrosen verbessern könnte, wenn er ein Gerät, das negative Ionen erzeugte, in diesen Schiffen aufstellen würde.

Diese Ionisationstheorie führte zur Zusammenarbeit mit W. Wesley Hicks, Präsident der Wesix Electric Heater Company. Bald wurde Hicks in den Vereinigten Staaten einer der aktivsten Befürworter und effektivsten Unterstützer der Forschung über Luftionisation. Diese Zusammenarbeit wurde bis zum Tod von Wesley Hicks am 8. Dezember 1960 fortgeführt. Es war die Mitwirkung von Hicks bei der kommerziellen Anwendung von Negativ-Ionen-Geräten, die das Feld für die Einführung von künstlich ionisierter Luft, erzeugt von Luftkonditionierern, ebnete.Während Hicks Geräte zur Erzeugung von negativen Ionen entwickelte, forschte Dr. Hansell und schrieb bis zu seinem Tod über deren therapeutisches Potenzial. Es war sowohl für Hicks als auch für Dr. Hansell bedauerlich, dass die Arbeit an negativen Ionen in den USA während der gesamten Nachkriegszeit trotz gegenteiliger Beweise von der Schulmedizin als Quacksalberei abgetan wurde. Welche Forschungen über negative Ionen auch immer betrieben oder welche Geräte entwickelt wurden, sie wurden in den Vereinigten Staaten vom wissenschaftlichen Mainstream schnell als Betrügerei abgestempelt. Neben einigen wenigen europäischen Staaten war es vor allem die Sowjetunion, die schon bald nach dem Zweiten Weltkrieg die staatlich genehmigte Forschung über Elektrizität und Ionisation wieder aufnahm. Sowohl der russische Stolz als auch der Wunsch, russische Sportler in den Vordergrund zu rücken, veranlassten die Forscher, ihre Arbeit an negativen Ionen fortzusetzen. Das Ziel bestand darin, herauszufinden, wie effektiv negative Ionen die Leistungsfähigkeit der Athleten steigern konnten.

Schlussfolgerung

Wie historische Aufzeichnungen beweisen, haben Forscher im 18. Jahrhundert zwar eine Verbindung zwischen der Elektrizität und ihrem Einfluss auf das Leben – insbesondere das Pflanzenwachstum – erahnt, doch es waren die Wissenschaftler des frühen 20. Jahrhunderts, die die physikalische Natur der negativen Ionen verstehen lernten. Trotz der Erfolge, die Tesla und Dr. Hansell in Bezug auf Ionen und das menschliche Verhalten erzielten, wurde in den Vereinigten Staaten das Potenzial ionisierter Luft jedoch unter den Teppich gekehrt. Während man sich in den USA darauf konzentrierte, Zaubermittel in Form von Pharmazeutika zu finden, um eine große Zahl von Krankheiten zu heilen, beschäftigten sich andere Wissenschaftler weltweit mit dem faszinierenden Thema Ionen und suchten nach besseren, sichereren und konkreteren Antworten.

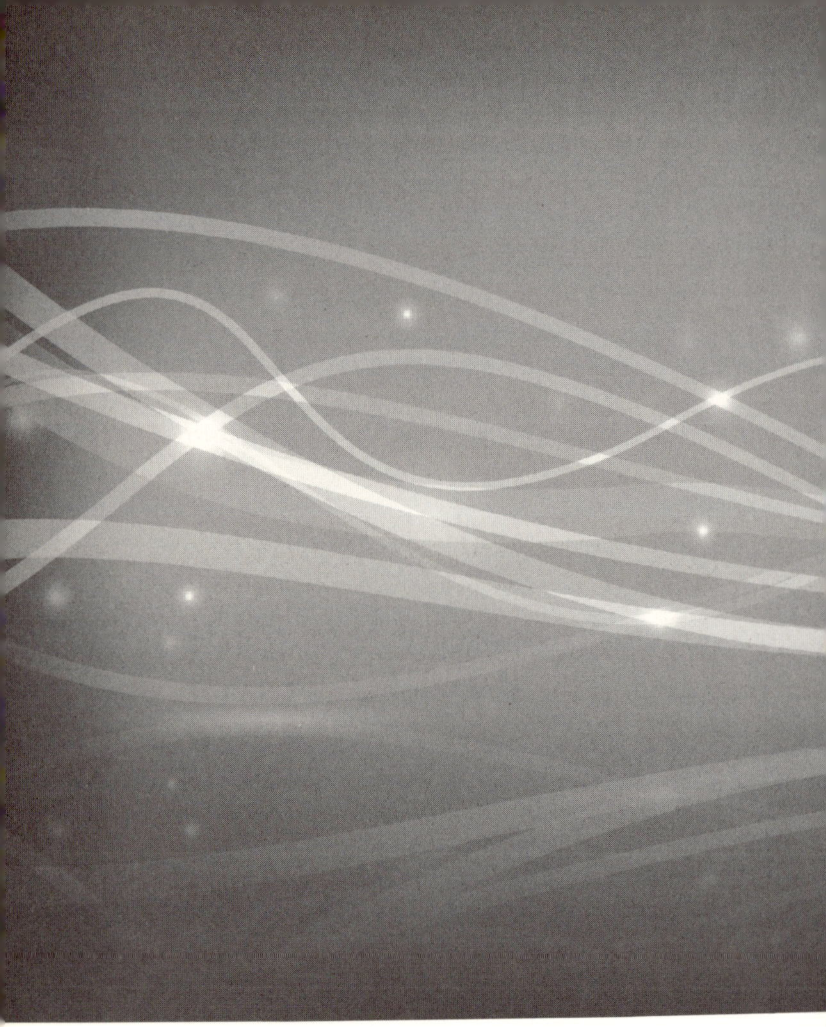

Der gesundheitliche Nutzen negativer Ionen

Eines der größten wirtschaftlichen Probleme, mit dem die Vereinigten Staaten heute konfrontiert sind, sind die steigenden Gesundheitskosten.

Während die Zahl der Patienten, die wegen degenerativer Erkrankungen behandelt werden, weiter ansteigt, sind ihre Behandlungskosten durch die Decke geschossen – und dabei sind die steigenden Kosten der Krankenversicherungen nicht inbegriffen. Wenn eine sichere, effektive und kostensparende ergänzende Behandlung genutzt werden könnte, um die gleichen Erkrankungen zu bekämpfen, die unsere Nation jährlich Milliarden Dollar kosten, wäre es dann nicht klug, sie einzusetzen?

Bis Anfang der 1950er-Jahre wurden von Wissenschaftlern und Medizinforschern auf der ganzen Welt Hunderte überzeugende Untersuchungen über die gesundheitsförderliche Wirkung von negativen Ionen durchgeführt. In jeder Studie ging es um ein ähnliches Thema: Die übermäßige positive Ionisation kann viele unerwünschte Nebenwirkungen hervorrufen, während negative Ionen aktivieren und ein Gefühl von Wohlbefinden vermitteln können und darüber hinaus zahlreiche andere gesundheitliche Vorzüge besitzen.

In diesem Kapitel werde ich eine Reihe verbreiteter Gesundheitsprobleme auflisten und beschreiben, wie sie durch das Einwirken von negativen Ionen gelindert werden können. Manche Menschen spüren gleich zu Beginn einer Negativ-Ionen-Therapie eine Linderung. Bei anderen kann diese erst allmählich einsetzen. Und bei wieder anderen kann es sein, dass sich die Veränderungen, die sie sich erhoffen, gar nicht einstellen.

Diese Behandlung sollte nicht als Allheilmittel betrachtet werden. Sie selbst können am besten beurteilen, wie gut sich negative Ionen bei Ihnen auswirken. Im Gegensatz zu den möglichen Problemen, die mit medikamentösen Behandlungen verbunden sind, können Sie sich jedoch absolut sicher sein, dass die Negativ-Ionen-Therapie keine schädlichen Nebenwirkungen hat.

Allergien und Asthma

Leiden Sie unter Allergien oder Asthma? Laut Aussage der amerikanischen Asthma- und Allergiestiftung (AAFA), einer gemeinnützigen Organisation, die Anfang der 1950er-Jahre gegründet wurde, leidet etwa ein Fünftel der US-amerikanischen Bevölkerung an einer Allergie oder an Asthmasymptomen. Trotz des medizinischen und technologischen Fortschritts sind die Zahlen der Asthmapatienten seit 1980 weiter angestiegen, ungeachtet des Alters, der Rasse oder des Geschlechts. Aber noch schlimmer ist die Tatsache, dass bei etwas mehr als der Hälfte der Bevölkerung der Vereinigten Staaten Tests auf eines oder mehrere Allergene positiv ausfallen. Obwohl der Grund für diesen Anstieg unklar bleibt, zählen zu den Faktoren, die wahrscheinlich dafür verantwortlich sind, die Luftverschmutzung, Fettleibigkeit, schlechte Ernährung und mangelnde Bewegung.

Es gibt noch zwei weitere Faktoren, die beim Anstieg der Fallzahlen von Allergien und Asthma eine Rolle spielen könnten, aber sie sind schwieriger nachzuweisen: Eine Abnahme der Luftzirkulation in Räumen aufgrund der luftdicht isolierenden Bauweise sowie eine deutlich erhöhte Konzentration positiver Ionen durch die menschengemachten elektronischen Geräte und Maschinen. Laut Aussage der Environmental Protection Agency (EPA; Umweltbundesamt) kann „die Schadstoffbelastung in geschlossenen Räumen zwei- bis fünfmal – und gelegentlich mehr als 100-mal – höher sein als im Freien“. Darüber hinaus stellt die EPA fest, dass die Luftschadstoffe in Räumen tatsächlich zu den fünf gravierendsten Umweltrisiken für die öffentliche Gesundheit zählen und dass „der US-amerikanische Durchschnittsbürger etwa 90 Prozent seiner Zeit in geschlossenen Räumen verbringt“.

Werfen Sie einen Blick durch einen Lichtstrahl, der durch Ihr Fenster hereinfällt, um eine flüchtige Vorstellung davon zu bekommen, was Sie einatmen. Bei frischer Landluft schweben etwa 6.000 Partikel in jedem Milliliter, während die Luft, die wir in und in der Nähe einer normalen Stadt einatmen, mehrere Millionen Partikel pro Milliliter enthalten kann. Und wenn wir so viel Zeit in geschlossenen Räumen verbringen, ist leicht verständlich, zu welchen gesundheitlichen Komplikationen dies führen kann, auch wenn sie zunächst unbemerkt bleiben.

Es ist allgemein bekannt, dass Luftverschmutzung die Lunge schädigen kann. Doch nur wenige Menschen sind sich darüber im Klaren, dass eine starke Luftverschmutzung auch das Herz in Mitleidenschaft ziehen kann. Die Environmental Protection Agency (EPA) hält sie tatsächlich offiziell für eine Bedrohung der kardiovaskulären Gesundheit. Anfang des Jahres 2002 wurde im *Journal of the American Medical Association* eine große und aussagekräftige Studie mit 500.000 Teilnehmern veröffentlicht. Die Studie ergab, dass während plötzlicher Anstiege der Luftverschmutzung eine erhöhte Zahl von Todesfällen zu verzeichnen war, die mit Gesundheitsproblemen wie Lungenentzündungen, Asthma und Lungenemphysemen in Verbindung standen. Laut EPA hängen mehr als fünf Prozent der Todesfälle aufgrund von Herzerkrankungen möglicherweise mit den Folgen der Luftverschmutzung zusammen.

An einer Studie, die in der Aprilausgabe 2013 der Zeitschrift *PLOS Medicine* veröffentlicht wurde, hatten mehr als 5.000 Männer und Frauen teilgenommen und sich Ultraschalluntersuchungen einer von zwei Arterien unterzogen, welche für den Transport des sauerstoffhaltigen Blutes in den Nackenbereich und den Kopf verantwortlich sind. Jeder Teilnehmer wurde über einen Zeitraum von zweieinhalb Jahren mehrfach untersucht, wobei die Forscher die Dicke der Arterie des jeweiligen Probanden sowie die Daten der Luftverschmutzung und der Konzentration von Schwebepartikeln maßen. Die Wissenschaftler fanden heraus, dass die Arterie der Probanden ungeachtet ihrer Rasse, ihres Geschlechts, ihres Bildungsstands oder ihrer Rauchergeschichte sich bei einem Anstieg der Luftverschmutzung ausdehnte.

Negativ geladene Ionen können dazu beitragen, die Allergene und Schadstoffe aus der Luft zu beseitigen. Das liegt daran, dass viele dieser Schwebepartikel entweder neutral oder positiv geladen sind. Weil sich Gegensätze anziehen, verbinden negative Ionen sich mit Staub- und Schimmelpartikeln, mit Schuppen von Haustieren, Pollen und anderen Allergenen. Diese Cluster von negativen Ionen und Schmutzpartikeln klumpen sich zusammen, bis sie so schwer werden, dass sie aufgrund der Schwerkraft zu Boden sinken, wo sie aufgesaugt werden können. Negativ-Ionen-Geräte beseitigen sogar Viren und Bakterien aus der Luft. Zu den vielen Studien, die die Fähigkeit der negativen Ionen belegen, Luftschadstoffe zu reduzieren, zählt eine Veröffentlichung des US-Landwirtschaftsministerium (USDA) aus dem Jahr 2001, in der es heißt, dass „hohe Zahlen negativer Ionen in der Luft einen signifikanten Einfluss auf die mikrobielle Belastung haben können ... [und] auch zu einer signifikanten Reduktion der Staubpartikel in der Luft führen ... Zu den weiteren möglichen Anwendungsbereichen zählt jeder geschlossene Raum, wie zum Beispiel Bereiche zur Lebensmittelverarbeitung, medizinische Einrichtungen, der Arbeitsplatz und das Zuhause, wo eine Reduktion der Pathogene in der Luft und auf Oberflächen erwünscht ist“. Eine von der USDA im Jahr 2002 durchgeführte Untersuchung hat ergeben, dass die

Negativ-Ionen-Technologie in einem Geflügelbrutschrank Bakterien und Staub in der Luft reduzierte. Die negativen Ionen senkten die Bakterienbelastung um 85 bis 93 Prozent und reduzierten die Staubbelastung um 93 Prozent.

Schon 1966 wurde in einer in der Zeitschrift *Pediatrics* veröffentlichten Studie über die Ergebnisse einer Reihe von Tests an achtunddreißig Kindern im Alter zwischen zwei und zwölf Monaten berichtet. Alle Babys wiesen den fast gleichen Schweregrad an Atemproblemen auf. Die Kinder wurden in zwei Gruppen von jeweils neunzehn aufgeteilt. Eine Gruppe war die Kontrollgruppe und wurde in einen Raum gebracht, in dem keine Ionen-Generatoren genutzt wurden, während die andere Gruppe in eine Abteilung gebracht wurde, in der Ionen-Generatoren eingeschaltet waren. Die Kontrollgruppe wurde mit Medikamenten und Antibiotika behandelt, die andere dagegen nicht. Die Ergebnisse waren erstaunlich. Bei der Gruppe, die negativen Ionen ausgesetzt worden war, wurden die Symptome viel schneller behoben als bei den Babys, die nicht mit der erhöhten Konzentration negativer Ionen in Berührung gekommen waren. Dieses Ergebnis wurde ohne irgendeine andere Behandlung erzielt. Darüber hinaus wurden keine schädlichen Nebenwirkungen bei der Gruppe der Babys beobachtet, die keine Medikamente oder Antibiotika erhielt. Im Gegensatz dazu untersuchte eine im Jahr 1984 in der Zeitschrift *Thorax* veröffentlichte Studie die Wirkung von positiven Ionen auf zwölf asthmatische Kinder, deren Asthma vor allem bei sportlicher Anstrengung auftrat. Es zeigte sich, dass positiv ionisierte Luft das durch Sport hervorgerufene Asthma deutlich verschlimmerte und sich die Bronchialfunktionen bei sportlicher Belastung verschlechterten.

Viele Studien scheinen zu dem Schluss zu gelangen, dass durch die Verringerung der Zahl positiver Ionen in der Luft

Luftverschmutzung und kindliche Entwicklung

Laut US-Umweltbundesamt (EPA) können Erwachsene, wenn sie Luftverschmutzungen ausgesetzt sind, gesundheitliche Probleme entwickeln, die von Hautausschlägen, Halsentzündungen und Kopfschmerzen bis zu schweren Symptomen, einschließlich Schädigungen des Nervensystems, chronischer Bronchitis und Krebs reichen. Leider haben Forschungsergebnisse nachgewiesen, dass Kinder viel empfindlicher reagieren als Erwachsene. Es gibt mehrere Gründe, warum das so ist: Ein wichtiger Unterschied besteht darin, dass Kinder bei jeder Betätigung mehr Luft einatmen. So kann ein Kind zum Beispiel beim Wettkampfsport zwischen 20 und 50 Prozent mehr Luft inhalieren als ein Erwachsener. Das führt dazu, dass der kindliche Körper höhere Konzentrationen von Schadstoffen aufnimmt.

Ein weiterer Unterschied besteht darin, dass Kinder normalerweise nicht die gleichen Symptome, die mit Luftverschmutzung in Verbindung stehen, zeigen wie Erwachsene, und häufig entwickeln sie überhaupt keine Anzeichen, sodass das Problem nur schwer erkannt werden kann. Gegenwärtig ist noch nicht erforscht, ob die Ursache darin liegt, dass Kinder ihre Symptome nicht bemerken oder diese einfach ignorieren, weil sie zu sehr mit anderen Dingen beschäftigt sind. Die Lunge von Kindern ist noch nicht voll ausgereift, und das kann zu Problemen führen, wenn sie hoher Luftverschmutzung ausgesetzt sind. Zellen, die für die Entwicklung einer starken Lunge maßgeblich sind, können bei hoher Luftverschmutzung ernsthaft Schaden nehmen, und die Lunge erreicht dann möglicherweise nicht ihre ganze Größe und Funktionsfähigkeit, sodass das Kind dauerhaft an Lungenschwäche leiden wird.

und durch die Erhöhung der negativen Ionen die Menge der Schwebepartikel reduziert und Atemwegsprobleme gelindert werden können. Laut einem 1977 veröffentlichten Bericht scheinen negative Ionen in der Lage zu sein, den allergieauslösenden Effekten entgegenzuwirken, die die positiven Ionen auf das Gewebe der Atemwegsorgane haben können. Dieses Ergebnis untermauert die Forschungsresultate von Krueger und Smith aus dem Jahr 1958, die zu dem Schluss gelangten, dass das Einwirken von negativen Ionen die Flimmerbewegungen in der Luftröhre erhöhte. Flimmerhärchen, auch Zilien genannt, kleiden die Bronchien und die Luftröhre aus. Sie bewegen sich mit dem Ziel hin und her, die Atemwege von Staub, Pollen und anderen Luftschadstoffen frei zu halten. Wie zu erwarten war, verminderten positive Ionen laut derselben Studie diese Flimmerbewegungen.

ADHS

Laut einer Studie von Craig Garfield von der Northwestern University wird bei mehr US-amerikanischen Kindern als jemals zuvor ADHS (Aufmerksamkeitsdefizit-Hyperaktivitätsstörung) diagnostiziert, das heißt im Jahr 2010 sind aktuell etwa 10,4 Millionen Kinder betroffen. Das ist ein Anstieg um 66 Prozent gegenüber 2000, also nur zehn Jahre zuvor. ADHS ist eine Störung, die die Konzentrationsfähigkeit eines Menschen verändert. Zu den typischen Symptomen, die mit ADHS in Verbindung gebracht werden, zählen Störverhalten, Unaufmerksamkeit, Ablenkbarkeit, Angst, vermindertes kognitives Denken, Tagträumerei und das ständige Aufschieben von Aufgaben. Es gibt keinen speziellen Test, mit dem ADHS nachzuweisen ist, deshalb ist die Diagnose ein langer, in mehreren Schritten erfolgender Prozess, und die Patienten müssen über einen Zeitraum von sechs Monaten hinweg mindestens sechs oder mehr Symptome aufweisen.

Weil negative Ionen die allgemeine Konzentrationsfähigkeit erhöhen können, haben sie vermutlich eine ähnlich positive Wirkung auf Kinder mit ADHS. Negative Ionen können einem Kind mit ADHS möglicherweise helfen, sich aufmerksamer und konzentrationsfähiger zu fühlen, weil sie dem Gehirn mehr Sauerstoff liefern und den Serotoninspiegel regulieren. Eine 1984 im *Journal of Abnormal Child Psychology* veröffentlichte Studie berichtete über die Wirkung einer Negativ-Ionen-Therapie bei Kindern mit Lernschwäche. Laut diesen Forschungsergebnissen zeigten die Kinder, die sich in einer Umgebung mit vielen negativen Ionen aufhielten, eine Verbesserung der Erinnerungsfähigkeit an bestimmte Ereignisse und ihrer selektiven Aufmerksamkeit. Dieselben Forscher veröffentlichten 1990 eine Untersuchung im *International Journal of Biometeorology*, die ebenfalls auf die möglichen hilfreichen Anwendungen von negativen Ionen bei Kindern und Jugendlichen mit Lernschwierigkeiten hinwies.

Mit einem 1969 im *International Journal of Biometeorology* publizierten Lernexperiment wurde die Wirkung von negativen Ionen auf eine Gruppe von Ratten getestet, die die Aufgabe hatten, durch ein Labyrinth zu laufen. Die Ergebnisse zeigten, dass diejenigen Ratten, die über einen Zeitraum von zwei Wochen täglich einer erhöhten Konzentration negativer Ionen ausgesetzt worden waren, weniger Fehler begingen und bessere zeitliche Ergebnisse aufwiesen, was auf einen direkten Zusammenhang zwischen dieser Therapie und der Lernfähigkeit schließen lässt.

Heilung und das Immunsystem

Darüber hinaus können negative Ionen möglicherweise auch das Immunsystem ankurbeln und die Selbstheilungskräfte des Körpers stärken. Im Jahr 1959 behandelte ein Forscher namens Dr. Igho H. Kornblueh im Northeastern General Hospital 138 Brandopfer mit negativ geladener Luft. Er fand heraus, dass fast 60 Prozent der Brandverletzten eine signifikante Verringerung der Schmerzen und Beschwerden erfuhren und die Wunden zugleich schneller und besser heilten. Dagegen zeigten sich lediglich bei 22 Prozent einer Kontrollgruppe, die sich herkömmlichen Brandbehandlungen unterzogen, ähnliche Ergebnisse. Kornblueh veröffentlichte zusammen mit seinen Kollegen Gualtierotti und Sirtori 1969 einen weiteren Bericht über die Heilkraft der negativen Ionen, in dem davon die Rede war, dass 138 Brandopfer nach einer Therapie mit negativen Ionen weniger Schmerzen hatten und eine schnelle Narbengewebsbildung verzeichneten. Die Beschleunigung des Heilungsprozesses lag möglicherweise an der Fähigkeit der negativen Ionen, durch Mikroorganismen verursachte Entzündungen zu verhindern.

Dieses Konzept wurde 1986 von einer in der Zeitschrift *General Physiology and Biophysics* veröffentlichten Studie untermauert, in der von einer beschleunigten Wundheilung bei Ratten berichtet wurde, deren oberste Hautschicht entfernt und die dann drei Stunden lang negativen Ionen ausgesetzt worden waren. Umgekehrt verlangsamte das Einwirken von positiven Ionen die Heilung. Laut Aussage der an dieser Untersuchung beteiligten Wissenschaftler wird an Weichteilgewebe, dem es an Sauerstoff mangelt, das Wachstum schädlicher Mikroorganismen, wie zum Beispiel Clostridium perfringens und Staphylococcus aureus, verstärkt, die beide abgetötet werden, wenn negative Ionen auf das verletzte Gewebe gepulst werden. Schon 1979 wurde in einer im *Journal of Hygiene* publizierten Studie dieser besondere Vorteil der Einwirkung negativer Ionen hervorgehoben, in der davon die Rede war, dass auf Krankenhausstationen für Brandverletzte nach zweiwöchiger Erzeugung hoher Konzentrationen negativer Ionen eine Verringerung der Bakterienbelastung festzustellen war. Diese Verringerung führte bei den Patienten zu einer schnelleren und besseren Heilung der Brandwunden.

Ein Artikel in der Zeitschrift *Critical Care Medicine* beschrieb im Jahr 2002 ausführlich die Effekte der Einwirkung negativer Ionen auf die Erholung nach chirurgischen Eingriffen. Darin hieß es, dass Patienten, die nach der Operation eine Negativ-Ionen-Therapie erhielten, sich schneller erholten als diejenigen Patienten, denen eine solche vorenthalten wurde. Negative Ionen beschleunigen nicht nur die Erholung, sie scheinen darüber hinaus vorbeugend gegen bestimmte Verletzungsarten zu wirken, wie 1975 durch eine Studie bewiesen wurde, bei der negative Ionen an strahlungsbehandelten Tieren Strahlungsverletzungen verhinderten.

Schleimhautgewebe im Körper, wie zum Beispiel im Magen-Darm-Trakt und in den Atemwegsorganen, bildet annähernd 15 Prozent des körpereigenen Immunglobulins A bzw. IgA, das der wichtigste Antikörper in seinem Sekret darstellt. Antikörper sind bekanntlich Proteine, die vom Immunsystem genutzt werden, um unerwünschte Bakterien und Viren zu bekämpfen. Laut einer Untersuchung aus dem Jahr 2004, die im *International Journal of Occupational Medicine and Environmental Health* veröffentlicht wurde, können negative Ionen den Immunglobulin-A-Spiegel im Speichel erhöhen, was den Mechanismus ihrer Fähigkeit veranschaulicht, die Heilung und Immunabwehr zu fördern.

In Bezug auf diese Funktion hat die Untersuchung der Forscher Bordas und Deleanu 1989 den vorteilhaften Einfluss nachgewiesen, den negative Ionen auf Magengeschwüre haben können. Nachdem Bordas und Deleanu bei Versuchsratten durch die Verabreichung des verursachenden Bakteriums Helicobacter pylori Magengeschwüre hervorgerufen hatten, behandelten sie bestimmte Gruppen mit negativen Ionen. Sie fanden heraus, dass es bei den mit negativen Ionen behandelten Ratten zur beschleunigten Heilung der Geschwüre,

Die wahren Vorteile, frische Luft zu atmen

Haben Sie sich je gefragt, worin der Unterschied zwischen normaler, alltäglicher Luft und „frischer" Luft besteht? Warum fahren Sie in nahe Parks oder ans Meer, nur um frische Luft zu atmen? Das ist genau die Frage, die Dr. Bernell E. Baldwin mit einem im *Journal of Health and Healing* veröffentlichten Artikel mit der Überschrift „Warum ist frische Luft frisch?" beantworten wollte. Dr. Baldwin, der mehr als dreißig Jahre als Berater und Dozent für Angewandte Physiologie in einem Lifestyle-Zentrum mit angeschlossener Klinik gearbeitet hatte, wollte mit diesem Artikel erklären, dass frische Luft sich tatsächlich deutlich von der umgewälzten Luft unterscheidet, die Sie jeden Tag zu Hause oder im Büro einatmen. Frische Luft enthält viele negative Ionen, die Sie beleben und Ihr allgemeines Wohlbefinden verbessern können.

Wenn Sie mit anderen zusammen in einem geschlossenen Raum, wie zum Beispiel einem Bürogebäude, arbeiten, wird wieder und wieder dieselbe Luft ein- und ausgeatmet. Im Laufe eines normalen achtstündigen Arbeitstags werden Sie, zu verminderter Säureabsonderung und Magenblutungen sowie zum Rückgang der Geschwürgröße gekommen war. Die Forscher veröffentlichten 1991 eine Folgeuntersuchung, in der festgestellt wurde, dass die Negativ-Ionen-Therapie bei Versuchstieren die Zahl der Geschwüre signifikant verringerte, die dauerhafte Heilung förderte und zu weniger Magenschmerzen führte.

Japanische Forscher fanden im Jahr 2008 heraus, dass negativ geladene Luft das Immunsystem ankurbeln, die

wie alle anderen in diesem Büro, ständig dieselbe umgewälzte Luft eingeatmet haben. Zu dieser Tatsache kommt die traurige Wahrheit hinzu, dass bei den meisten Bürogebäuden die Fenster über Nacht nicht zum Lüften geöffnet werden, sodass Sie tatsächlich tagein, tagaus fast nur dieselbe schadstoffbelastete Luft einatmen! Diese umgewälzte Luft ist abgestanden und alles andere als frisch, und die darin enthaltenen Schadstoffe werden jeden Tag aufs Neue von Ihrem Körper aufgenommen.

Dr. Baldwin schließt sich in seinem Artikel der Warnung der Umweltschutzbehörde an, dass die Innenraumluft tatsächlich zwei bis fünf Mal stärker verschmutzt ist als die Luft im Freien. Könnte die Innenluft verändert und der frischen Luft, die wir draußen in der Natur inhalieren, ähnlicher gemacht werden, dann könnte sich die Qualität unseres Arbeitslebens deutlich verbessern. Der Montags-Blues wäre rasch Geschichte, weil Ihre Stimmung sich heben und Ihr ganzer Körper ein Nachlassen des Angstgefühls erfahren würde, sodass Sie sich besser entspannen könnten.

Durchblutung fördern und das vegetative Nervensystem stabilisieren kann. Aus diesem Grund sprachen sich die Forscher für eine Untersuchung der Langzeitwirkung von künstlich erzeugten negativen Ionen aus, wahrscheinlich in der Hoffnung, in Zukunft den Einsatz von Negativ-Ionen-Generatoren zur Verbesserung der Raumluft an Orten mit hoher Belastung an positiven Ionen empfehlen zu können, beispielsweise in Bürogebäuden. In einem Bürogebäude mit einem Negativ-Ionen-Generator könnte es zur Verringerung der Fehlzeiten aufgrund von Krankheiten und zu einer Erhöhung der Produktivität kommen.

Schmerzen

Neurotransmitter sind Stoffe, die Signale zwischen den Körperzellen übertragen und damit den Informationsaustausch zwischen Gehirn und Körper ermöglichen. Serotonin, beziehungsweise 5-Hydroxytryptamine (5-HT), ist ein Neurotransmitter, der hauptsächlich im Magen-Darm-Trakt, in den Blutplättchen und im zentralen Nervensystem zu finden ist. Der größte Teil des körpereigenen Serotonins wird genutzt, um das Verdauungssystem zu regulieren, während der Rest an der Steuerung einer Vielzahl von Gefühlen, der Gesamtstimmung, des Appetits und des Schlafs beteiligt ist.

Leider scheint das Serotonin im Blut, das als chemischer Stoff zur Übertragung von Signalen durch Neuronen bestimmt ist, auch eine große Rolle bei der Empfindung körperlicher Schmerzen zu spielen. (Falls Sie sich je gefragt haben sollten, warum der Biss oder Stich einer bestimmten Spinne, Hornisse, eines Skorpions oder Stachelrochens so schmerzhaft ist, dann ist dies zum großen Teil mit dem Serotonin zu erklären. Manche dieser Spezies haben Stacheln, mit welchen eine hohe Dosis Serotonin in den Blutkreislauf der ahnungslosen Opfer injiziert wird.) Zwar sind die genauen Mechanismen der Schmerzempfindung und -übertragung noch immer nicht ganz erforscht, doch es liegen wissenschaftliche Daten vor, die darauf schließen lassen, dass Serotonin im Blut das Schmerzempfinden verstärkt.

Negative Ionen helfen, den Serotoninspiegel zu senken. Es hat den Anschein, als gelinge ihnen dies, indem sie die Oxidation dieses Neurotransmitters im Blut beschleunigen und ihn in einen biologisch inaktiven Stoff verwandeln. Das könnte einer der Gründe sein, weshalb in so vielen Untersuchungen eine schmerzlindernde Wirkung der Negativ-Ionen-Therapie festgestellt wurde. Die Studien mit Brandopfern haben gezeigt, dass die Einwirkung negativer Ionen dazu beiträgt, das Schmerzniveau zu verringern und zugleich Infektionen vorzubeugen. Manche Forscher haben sogar in Bezug auf Krebspatienten, die häufig unter Schmerzen leiden, Vorteile erkannt. Laut Aussage eines Berichts benötigten Krebspatienten, die sich einer Negativ-Ionen-Therapie unterzogen, weniger Schmerzmittel und verzeichneten eine beschleunigte Wundheilung.

Seit Jahrzehnten haben Ärzte verschiedenste Theorien über die genaue Rolle des Serotonins bei Migräne aufgestellt. Viele Migränepatienten werden Störungen ihres Stressempfindens, ihres Appetits, ihrer Stimmung und ihrer Schlafgewohnheiten als Begleiterscheinungen dieser heftigen Kopfschmerzen bestätigen. Zahlreiche Studien haben belegt, dass die serotoninhaltigen Neuronen im Hirnstamm mit der Steuerung vieler dieser allgemeinen Aspekte des menschlichen Verhaltens zu tun haben, sodass es nicht verwunderlich ist, dass Ärzte den Anteil des Serotonins an

Migräneattacken in Betracht gezogen und sich gefragt haben, wie sie diesen Neurotransmitter steuern könnten, um dieses Problem zu behandeln.

Die genaue Rolle von Serotonin bleibt jedoch umstritten. Jahrelang haben Wissenschaftler die Migräne entweder mit erweiterten oder verengten Blutgefäßen der Hirnoberfläche in Verbindung gebracht. Auch die Wahl der Behandlung bot Anlass zu Debatten. Medikamente, die bestimmte Serotoninrezeptoren stimulieren, scheinen bei der Behandlung akuter Migräneattacken wirksam zu sein, während Arzneimittel, die andere Serotoninrezeptoren blockieren, eine effektive vorbeugende Behandlung von Migräne vermuten lassen. Doch eine Theorie des Migräneschmerzes besagt, dass er das Ergebnis überaktiver Gehirnzellgruppen ist, die die Ausschüttung großer Mengen von Stoffen, wie zum Beispiel Serotonin, auslösen. Der erhöhte Serotoninspiegel führt zur Verengung der Blutgefäße im ganzen Körper und ruft die Migränesymptome hervor.

Diese Theorie deckt sich mit der Vorstellung, dass negative Ionen, die den Serotoninspiegel im Blut senken, eingesetzt werden könnten, um sowohl Migräneanfälle als auch Kopfschmerzen allgemein zu verhindern. Laut einer 1981 im *Journal of Environmental Psychology* publizierten Studie reduzierte das Aufstellen eines Ionen-Generators in einem Büro, in dem festgestellt wurde, dass es an diesen Ionen mangelte, die Beschwerden über Kopfschmerzen um 50 Prozent und senkte die Zahl der Berichte über Schwindel und Übelkeit deutlich. In ebendiesem Büro war die Arbeit während der Nachtschicht mit Kopfschmerzen und einem schlechten Gesundheitszustand in Verbindung gebracht worden. Doch die negativen Ionen schienen diese Probleme in der Nacht sogar noch effektiver zu beheben als tagsüber. Ein ähnlicher Bericht der Surrey University beschrieb die Wirkung eines Negativ-Ionen-Generators auf die Angestellten in der Computer- und Datenerfassungsabteilung eines Büros. Nachdem die Angestellten einer Atmosphäre ausgesetzt worden waren, die reich an negativen Ionen war, berichteten sie von einem Rückgang der Kopfschmerzen um 78 Prozent. Darüber hinaus wurde die Arbeitsleistung der Gruppe um 28 Prozent gesteigert. Jeder Unternehmer müsste von diesen Zahlen fasziniert sein.

Stimmung

Wie bei der Geschichte von Dr. Hansells Laborassistenten, der aufgrund von zu hoher Belastung an positiven Ionen unter Stimmungsschwankungen und Aggressionen litt, gibt es inzwischen weitere Untersuchungen in Bezug auf Ionen und die Wirkung, die diese auf die Stimmung und die seelische Gesundheit haben können. Laut Aussage des National Institute of Mental Health leiden fast zehn Prozent der US-amerikanischen Gesamtbevölkerung (etwa 32 Millionen Erwachsene) unter mindestens einer Art von Störung des Gemütszustands. Obwohl die Experten sich nicht absolut sicher sind, was Störungen des Gemütszustands, wie zum Beispiel Depression, tatsächlich auslöst, geht man davon aus, dass sowohl die Veranlagung als auch die Ernährung eine Rolle spielen. Zwar liegt Depression häufig in der Familie, doch die Ursache ist möglicherweise nicht immer genetisch bedingt. Es ist bekannt, dass belastende oder traumatische Ereignisse im Leben eine Depression auslösen. Darüber hinaus können auch Rastlosigkeit, Schlafprobleme und leichte Schmerzen – die jeweils von einer Kombination aus Luftverschmutzung und positiven Ionen verursacht sein können – zu Depression führen.

Die Depression äußert sich in vielen verschiedenen Formen. Man muss über einen Zeitraum von mindestens zwei Wochen unter fünf oder mehr Depressionssymptomen leiden, um die Diagnose einer schweren Depression gestellt zu bekommen. Bleibt eine schwere Depression unbehandelt, hält sie normalerweise sechs Monate oder länger an. Eine leichte Depression ähnelt der schweren Depression, aber für die Diagnosestellung reichen bereits zwei bis vier Symptome aus.

Die Dysthymie (chronische depressive Verstimmung) ist eine weniger häufige Form der Depression, die meist schwächer ist und leichtere Symptome hervorruft als die schwere oder leichte Depression. Doch diese Art der Depression bleibt häufig jahrelang unbehandelt, weil ihre Anzeichen schwerer zu erkennen sind. Bei der saisonal-affektiven Depression (SAD, auch Winterdepression genannt) handelt es sich um eine Form der Depression, die, wie ihr Name besagt, meist jahreszeitlich bedingt auftritt. Gewöhnlich zeigen solche Patienten im Herbst erste Anzeichen, die dann bis zum Frühjahr oder Frühsommer anhalten.

Es kann schwierig sein, SAD-Symptome von denjenigen anderer Formen der Depression zu unterscheiden, doch im Allgemeinen neigen SAD-Patienten dazu, launisch, zornig, ängstlich und mürrisch zu sein und das Interesse an Dingen zu verlieren, die sie normalerweise gerne tun. Darüber hinaus kann die SAD dazu führen, dass Sie mehr essen, vor allem schlechte, kalorien- und kohlenhydratreiche Lebensmittel zu sich nehmen und an Gewicht zulegen. Obwohl die medizinischen Experten sich nicht wirklich sicher sind, was eine saisonal-affektive Depression auslöst, geht man stark davon aus, dass der Mangel an Sonnenlicht ein Faktor darstellen könnte. Schließlich bringt zu wenig Sonnenlicht den zirkadianen Rhythmus durcheinander, also die biologische Uhr, die Ihrem

Körper sagt, dass er schläfrig werden muss, wenn es draußen dunkel ist, und aufwachen muss, wenn es hell wird. Ein Mangel an Sonnenlicht könnte sich auch verheerend auf den die Stimmung beeinflussenden Neurotransmitter Serotonin auswirken. Wenn negative Ionen eine positive Wirkung auf die Steuerung des Serotoninspiegels haben, dann könnten sie möglicherweise den Symptomen entgegenwirken, von denen unter SAD Leidende berichten.

Interessanterweise enthält die Luft im Sommer eine deutlich höhere Konzentration negativer Ionen im Vergleich zur Winterluft, die meist mehr positive Ionen enthält. Würden Ionen-Generatoren ausreichend negative Ionen erzeugen, um eine Konzentration wie in der Sommerluft zu erzielen, dann könnten unter SAD Leidende eine deutliche Verbesserung ihrer Stimmung und ihres zirkadianen Rhythmus erfahren. Dr. Michael Terman, Dozent an der Columbia University, hat mehrere Untersuchungen zu diesem Thema durchgeführt. Dr. Terman, der sich auf die Gebiete Schlaf und Depression spezialisiert hat, hat in physiologischer Psychologie an der Brown University promoviert und leitet inzwischen das Center for Light Treatment and Biological Rhythms am Columbia Presbyterian Medical Center sowie das Clinical Chronobiology Program am New York State Psychiatric Institute. Nach der Negativ-Ionen-Therapie befragt, antwortete Dr. Terman, dass das Einwirken negativer Ionen „vorteilhafte Effekte auf die Stimmung hervorruft. Obwohl man die von Generatoren erzeugten Ionen nicht wahrnehmen kann, haben Studien eine deutliche Verbesserung bei Patienten mit Winterdepression nachgewiesen".

Seit fast einem Jahrzehnt haben Dr. Terman und seine Frau in Zusammenarbeit mit dem Forschungsassistenten Dr. Jiuan Su die Wirkung der negativen Ionisation untersucht und sie mit den herkömmlicheren Methoden der SAD-Therapie verglichen, wie zum Beispiel der Behandlung mit hellem Licht oder Besuchen im Solarium. Bei einer 2006 durchgeführten Studie wurden neunundneunzig unter SAD leidende Erwachsene in fünf Gruppen aufgeteilt. Jede Gruppe erhielt eine andere Art der Behandlung und wurde über drei Wochen hinweg täglich dieser Therapie unterzogen. Zu diesen Behandlungen zählten: nach dem Aufwachen die Einwirkung von hellem Licht für eine Stunde, ein über dreizehn Minuten gegebener dauerhafter Lichtimpuls vor dem Aufwachen, der die Morgendämmerung nachahmte, sowie einen simulierten Sonnenaufgang etwa zur normalen Aufwachzeit. Die letzten beiden Gruppen wurden von Generatoren erzeugten negativen Ionen ausgesetzt. Eine Gruppe erhielt vor dem Aufwachen über anderthalb Stunden hinweg negative Ionen mit geringem Luftdurchsatz (gering genug, um die Luftzirkulation nicht zu stören), während die andere Gruppe ebenfalls anderthalb Stunden lang negative Ionen erhielt, allerdings mit hohem Luftdurchsatz, den Dr. Terman als Luftdurchsatz von „Industriestärke" bezeichnete.

Zu den Resultaten dieser Untersuchung, die im *American Journal of Psychiatry* veröffentlicht wurden, zählte, dass Ionen-Generatoren mit hohem Luftdurchsatz, verglichen mit der herkömmlichen Lichttherapie, zu positiven Ergebnissen führten, aber dass Ionen-Generatoren mit geringem Luftdurchsatz bei den Patienten überhaupt keine Wirkung zeigten. Diese Ergebnisse entsprachen den Resultaten früherer Untersuchungen von Terman, dessen Forschungen bereits 1998 ergeben hatten, dass sowohl helles Licht als auch hochdichte negative Luftionisation bei Patienten mit saisonal-affektiver Depression wie ein Antidepressivum wirken können. Außerdem bestätigten sie die in Termans Aufsatz von 2005 geschilderten Erkenntnisse über die Wirkung von Licht- und Negativ-Ionen-Therapien auf die chronische, nicht jahreszeitlich bedingte Depression, die den Schluss nahelegten, dass beide Behandlungsmethoden die chronische Depression ebenso abschwächen können wie sie die jahreszeitlich bedingte Depression lindern. Einer der erfreulichsten Aspekte dieser Ergebnisse ist die Tatsache, dass diese nicht-medikamentösen Behandlungen depressiven Patienten helfen können, die mit Antidepressiva verbundenen Nebenwirkungen und üblichen Kontraindikationen zu vermeiden.

Wie oben erwähnt, spielt der Neurotransmitter Serotonin für die Stimmung eine entscheidende Rolle. Die richtige Steuerung dieses körpereigenen Stoffes könnte der Schlüssel zur Bekämpfung von Depression, Stress und Angstzuständen sein. Weil Serotonin eine beruhigende Wirkung zugesprochen wurde, setzen Ärzte zur Behandlung dieser Zustände gewöhnlich auf Medikamente, die als selektive Serotonin-Wiederaufnahmehemmer (SSRIs) bekannt sind, den Serotoninspiegel also erhöhen, indem sie die Resorption dieses Neurotransmitters durch die Zellen beschränken. Damit hoffen die Ärzte, einen Zustand leichter Sedierung herbeizuführen, der dem Betroffenen helfen könnte, mit seelischen, emotionalen oder physiologischen Stressfaktoren umzugehen. Jüngste Forschungsergebnisse haben diesen Ansatz jedoch infrage gestellt. Im Gegensatz zur früheren Meinung scheinen Menschen mit Angststörungen möglicherweise zu hohe, nicht etwa zu niedrige Serotoninspiegel aufzuweisen.

Laut einer in der Zeitschrift *JAMA Psychiatry* publizierten Studie konnten Forscher der Psychologischen Abteilung der Universität von Uppsala tatsächlich nachweisen, dass Menschen, die unter Sozialphobie leiden, zu viel Serotonin ausschütten. Genauer gesagt: Das Forschungsteam unter Leitung der Professoren Mats Fredrikson und Thomas Furmark entdeckte diese erhöhten Serotoninspiegel in einem Hirnbereich, der Amygdala genannt wird und das Angstzentrum des Gehirns ist. Je mehr Serotonin ein Proband ausschüttete, desto ängstlicher wurde er.

Diese Studie scheint einen Paradigmenwechsel in unserem Verständnis davon zu markieren, was sich chemisch im Gehirn von Menschen abspielt, die unter Angst leiden. Zwar wussten die Wissenschaftler seit geraumer Zeit, dass Menschen mit sozialen Angstzuständen eine verstärkte Nervenaktivität in der Amygdala zu haben scheinen, was auf ein überaus empfindliches Angstzentrum des Gehirns schließen lässt, doch diese jüngsten Erkenntnisse weisen auf einen Überschuss von Serotonin als Teil des Mechanismus hin, der Stress, Angstzustände und Depression hervorruft. Der Forscher Andreas Frick stellte fest: „Serotonin kann die Angst verstärken und mindert sie nicht etwa, wie bisher häufig vermutet wurde."

Fernsehreklame für Entspannungs- oder Meditationsprogramme werben gewöhnlich mit der Vorstellung, draußen in der Natur zu sein. Das ist kein Zufall. Sei es nun ein Yogameister, der am Strand meditiert, während Vögel hoch in der Luft umherfliegen und die Sonne über einer herrlichen Landschaft untergeht, oder die beruhigenden Geräusche eines Wasserfalls auf einem Soundtrack für Meditation – diese Dinge haben zwei Hauptkonzepte miteinander gemein: Stressabbau und Natur.

Was Sie persönlich anbelangt, so haben Sie vielleicht selbst schon festgestellt, dass Sie, wenn Sie lange Zeit gearbeitet haben und urlaubsreif sind, nach Möglichkeiten suchen, sich außerhalb von Gebäuden aufzuhalten. Das Letzte, was Sie sich wahrscheinlich wünschen, ist, während des gesamten Urlaubs mit Ihren Verwandten in deren Haus oder in einem Hotelzimmer eingepfercht zu sein. Nein, Sie wollen ins Freie gehen, aktiv sein und die frische Luft einatmen, nach der ihr Körper verlangt. Eine Auszeit kann für Ihre Gemütsverfassung selbstverständlich auch ohne Einwirkung von negativen Ionen sehr vorteilhaft sein. Doch angesichts dieser neuen Interpretation der Wirkweise des Serotonins auf die Stimmung hat es den Anschein, als würde die erhöhte Zahl negativer Ionen, die Sie außerhalb der Wände Ihres Büros finden, eine große Rolle dabei spielen, während Ihres Urlaubs Stressbelastung, Angst und Depression zu mindern. (Einige Menschen haben negative Ionen wegen ihrer vorteilhaften Auswirkungen auf Körper und Geist sogar als „Vitamine der Luft" bezeichnet.)

Zwar wird die tatsächliche Rolle, die das Serotonin bei Angst und anderen verwandten Gemütsstörungen spielt, in der Mainstream-Forschung erst allmählich aufgedeckt, doch zahlreiche Forscher wissen schon seit geraumer Zeit über die Kraft der Negativ-Ionen-Therapie im Kampf gegen diese schwierigen Zustände Bescheid. Der ehemalige Professor an der Universität Berkeley, Dr. Albert P. Krueger, widmete einen großen Teil seiner Forschungsarbeit diesem Thema und untersuchte über Jahrzehnte hinweg die Wirkung von Ionen sowohl auf Pflanzen als auch auf Tiere. Die Arbeit dieses hoch angesehenen Forschers trug wesentlich dazu bei, dass das Thema Ionentherapie in der Wissenschaftsgemeinde nicht länger an den Rand gedrängt, sondern dass ihm der ihm zustehende Platz eingeräumt wird. Krueger stellte bei mehreren Gelegenheiten fest, dass positive Ionen den Serotoninspiegel bei Versuchstieren ansteigen ließen, während negative Ionen ihn senkten. Darüber hinaus wies er darauf hin, dass diese niedrigeren Serotoninkonzentrationen viele vorteilhafte Auswirkungen nach sich zogen.

Der amerikanische Neurowissenschaftler Allan H. Frey veröffentlichte 1967 im *Journal of Comparative and Physiological Psychology* eine Studie über die Veränderungen emotionaler Reaktionen durch das Einwirken negativer Ionen. Er stellte die Hypothese auf, dass eine Behandlung mit negativen Ionen zu einem Abbau des Serotonins im Gehirn führen müsste, und sagte voraus, dass diese Therapie Einfluss auf die Stimmung haben würde. Seine Untersuchungen bestätigten seine Vorhersage. Nachdem Versuchstiere mit negativen Ionen behandelt worden waren, fielen deren konditionierte Reaktionen auf Angst und Unruhe deutlich schwächer aus. Kurz darauf stellten der Forscher Ronaldo Ucha Udabe und seine Kollegen ebenfalls die vorteilhaften Effekte der Negativ-Ionen-Therapie bei einer großen Zahl von Patienten fest, die unter Angstsyndromen litten. Ihre Sitzungen dauerten zwischen fünfzehn Minuten und zwei Stunden, und die Zahl der Anwendungen reichte von zehn bis zwanzig. Eine deutliche Mehrheit der Patienten – etwa 80 Prozent – erfuhr durch die Ionenbehandlung eine Linderung ihrer Störungen.

Russische Wissenschaftler veröffentlichten 1998 die Ergebnisse einer Untersuchung, bei der sie gelähmte Ratten negativ geladenen Luft-Ionen aussetzten. Die Forscher stellten fest, dass die Behandlung mit negativen Ionen bei sämtlichen Versuchstieren, ungeachtet des jeweiligen Verhaltenstypus, tatsächlich die Entwicklung der üblichen massiven Stresssymptome verhinderte. Und die japanischen Forscher Ichiro Watanabe und Yukio Mano fanden im Jahr 2001 heraus, dass die Stärke von Depressionen und die subjektiven Empfindungen durch den Einsatz der Negativ-Ionen-Therapie gemindert werden konnten. Sie testeten sogar die Schweißabsonderung an der Handfläche der Patienten, die Rückschlüsse auf die Funktion des sympathischen Nervensystems zulässt, und stellten fest, dass sie durch die Einwirkung negativer Ionen geringer wurde, was die Forscher auf die Verminderung von Stress und Angst zurückführten.

Im Jahr 2013 fasste eine in *BMC Psychiatry* publizierte Studie die Forschungsberichte der vergangenen annähernd fünfzig Jahre über die mögliche Auswirkung der Luftionisation auf Depression, Angst, Stimmungslage und das Gefühl von seelischem Wohlbefinden zusammen. Die Forscher kamen durch die gründliche Bewertung und Analyse dieser Studien zu dem Schluss, dass die negative Luftionisation direkt mit geringeren Raten an Depression in Verbindung stand, insbesondere, wenn hohe Konzentrationen negativer Ionen eingesetzt wurden. Im selben Jahr publizierten zwei italienische Forscher einen Überblick über das Datenmaterial der vorteilhaften Effekte negativer Ionen zur Verbesserung von Gemütsstörungen. Ihre Analyse legte den Schluss nahe, dass die Negativ-Ionen-Therapie bei der Behandlung von Gemütsstörungen allgemein wirksam ist. Laut Aussage der Autoren „hat die Einschränkung in einem großen Teil der Literatur über [die Negativ-Ionen-Therapie] möglicherweise den völlig unbegründeten Eindruck vermittelt, dass die Behandlung selbst hinsichtlich ihrer Wirksamkeit begrenzt ist. Während die Pharmaindustrie beträchtliche Mittel in die Entwicklung möglicher neuer antidepressiv wirkender Arzneimittel investiert hat, gab es keine ähnlich ausgestattete Industrie, die die Entwicklung und Erprobung der [Negativ-Ionen-Therapie] unterstützt hätte." Obwohl die klinische Forschung, die über dieses Thema durchgeführt wurde, zugenommen hat, „klafft in der psychiatrischen Versorgung eine beträchtliche Lücke, was die Übernahme neuester Behandlungsmethoden und ihrer Einbeziehung in die schulmedizinischen Verfahren anbelangt".

Der japanische Autohersteller Toyota hat jedoch jahrelang über negative Ionen geforscht. Laut einer Studie aus dem Jahr 2002 beauftragte Toyota sein Forschungs- und Entwicklungsteam, eine Untersuchung über die Auswirkungen negativer Ionen auf die psychische Belastung und Müdigkeit von Autofahrern durchzuführen. Für die Untersuchung, die von Dr. Kiyomi Sakakibara geleitet wurde, wurden zwei unterschiedliche Fahrsimulatoren entwickelt. Der Stress und die Müdigkeit der Testpersonen wurden anhand sensorischer Prüfungen, der Fahrleistung und der Messung des Adrenalinspiegels im Urin kontrolliert, der ein biochemischer Indikator von Stress und Müdigkeit ist.

In einem Fahrsimulator wurden sechs männliche Probanden angewiesen, so gut wie möglich einen Rundkurs zu fahren und dabei fünfzig Minuten lang dauerhaft eine hohe Geschwindigkeit beizubehalten. Im zweiten Simulator wurden vierzehn männliche Probanden angewiesen, sechzig Minuten lang mit deutlich geringerer Geschwindigkeit zu fahren, allerdings mussten sie so schnell wie möglich auf bestimmte Tasten drücken, sobald eine von drei LEDs aufleuchtete. Beide Gruppen erledigten ihre Aufgaben zwei Mal – einmal in natürlicher Luft (die zur Kontrolle genutzt wurde) und das zweite Mal unter Einwirkung negativer Ionen und zwar mit einer Konzentration von annähernd 10.000 Ionen/cm^3, was in etwa der Ionenerzeugung eines Wasserfalls entspricht. Die erste Gruppe zeigte bei den sensorischen Prüfungen (die durch optische Messung erfolgte) keine Unterschiede, doch in ihrem Urin wurden nach der Einwirkung der negativen Ionen deutlich niedrigere Adrenalinspiegel gemessen. Auch die zweite Gruppe zeigte keine sichtbaren Veränderungen in der Stressbelastung, hatte aber ebenfalls nach Einwirkung der negativen Ionen niedrigere

Adrenalinwerte im Urin. Darüber hinaus wurde die Zahl der verpassten Tastendrücke um 57 Prozent verringert. Die Untersuchungsergebnisse lassen außerdem die Schlussfolgerung zu, dass negative Ionen die kognitive Leistung eines Fahrers verbessern können (siehe „Kognitive Leistungsfähigkeit", Seite 73ff.). Von diesen Resultaten fasziniert, setzt Toyota seine Forschungen über negative Ionen fort.

Eine weitere Studie, die im Jahr 2003 von Dr. Hideo Nakane geleitet wurde, konzentrierte sich ausschließlich auf negative Ionen und die Wirkung, die sie auf biologischer Ebene auf die Stressbelastung haben können. Für diese Untersuchung ließ Dr. Nakane zwölf männliche Probanden an einer klassischen psychologischen Demonstration teilnehmen, die als Stroop Test bekannt ist. Dieser Test führt zur Beeinträchtigung der Reaktionszeit, indem die Bezeichnungen von Farben in ganz anderen Farben präsentiert werden. So kann zum Beispiel das Wort „grün" rot gedruckt sein oder das Wort „blau" gelb. Dies führt dazu, dass Menschen länger brauchen, bis sie die Farbe nennen können, außerdem werden häufiger Fehler gemacht.

Die Teilnehmer wurden in drei Gruppen aufgeteilt, und alle wurden drei verschiedenen Versuchsbedingungen ausgesetzt: normaler Luft, negativen Ionen sowie negativen Ionen in Verbindung mit Düften. Jedes Experiment begann mit einem dreißigminütigen Ruheintervall, gefolgt vom sechzigminütigen Stroop Test und endete mit einer weiteren dreißigminütigen Ruhephase. Zur Messung der Stressbelastung nahm das Forschungsteam vor dem Stroop Test, während des Tests und danach bei jeder der verschiedenen Versuchsbedingungen Speichelproben, weil Speichel bei Stressbelastung einen Stoff bildet, der Chromogranin A (CgA) genannt wird. Die Ergebnisse dieser Experimente zeigten, dass in der Gruppe, die keine negativen Ionen abbekommen hatte, die CgA-Werte während des Stroop Tests weiterhin anstiegen, wohingegen die Gruppe, die negativen Ionen ausgesetzt gewesen war, während des gesamten Tests sehr niedrige und stabile Werte aufwies.

Im Jahr 2012 wurde verkündet, dass das Modell Camry von Toyota mit Ionentechnik ausgestattet auf den Markt kommen würde, die dazu dienen sollte, das Autobelüftungssystem zu verbessern und den Fahrzeuginnenraum „mit erfrischender Luft, die letztendlich durch ein ausgewogenes Verhältnis von positiven und negativen Ionen gekennzeichnet ist", zu füllen.

Hexenwinde können noch immer Unheil bringen

Laut einer englischen Redewendung handelt es sich bei diesen Hexenwinden um böse Winde, die niemandem etwas Gutes verheißen. Wann immer im Laufe der Jahrhunderte warme, trockene und starke Winde wehten, wurden sie mit Unglück in Verbindung gebracht, sowohl in den Volksmärchen und Legenden als auch in religiösen Überlieferungen. Doch alle diese Geschichten könnten eine gemeinsame Grundlage besitzen. Diese in vielen Weltgegenden auftretenden Winde haben verschiedene Bezeichnungen. Im Nahen Osten werden sie „Kamsin" genannt. Der hebräische Name lautet „Sharav". In Deutschland heißen sie „Föhn", und in den Vereinigten Staaten bezeichnen wir sie als „Santa Ana Winde".

Ungeachtet der unterschiedlichen Namen sollen diese gefährlichen Winde Krankheiten und problematische psychische Veränderungen mit sich bringen. Bewohner von Gegenden, die von diesen Winden betroffen sind, berichten von starken Kopfschmerzen, Depression, Unachtsamkeit, Fieber

Kognitive Leistungsfähigkeit

Wie in den Forschungsergebnissen festgehalten wurde, die Toyota im Jahr 2002 durchgeführt hat, kann das Einwirken von negativen Ionen die kognitive Leistungsfähigkeit verbessern. Doch schon Jahre vor dieser Veröffentlichung hatten die Forscher R. A. Duffee und R. H. Koontz die Wirkung von Ionen untersucht und waren zu ähnlichen Ergebnissen gelangt. Sie hatten bereits 1965 in der Zeitschrift *Psychophysiology* eine Studie publiziert, bei der die Wirkung negativ ionisierter Luft auf die kognitive Leistungsfähigkeit von Ratten untersucht

oder verschiedenen anderen gravierenden Symptomen. So hat zum Beispiel eine an der Ludwig-Maximilians-Universität in München durchgeführte Studie ergeben, dass die Zahl der Selbstmorde und Unfälle während Föhntagen in Mitteleuropa um zehn Prozent anstieg.

Schon immer haben Menschen vor, während und nach einem Sturm empfindlich auf die atmosphärischen Veränderungen reagiert, und dies kommt auch in Redewendungen wie „unter dem Wetter leiden“ oder „ein heraufziehendes Gewitter in den Knochen spüren“ zum Ausdruck.

In vielen Ländern, die von solchen Winden betroffen sind, weiß man von deren Auswirkung, kann aber wenig dagegen unternehmen. Früher haben die Schweizer diese Winde für Suizide, Morde, Autounfälle und häusliche Gewalt verantwortlich gemacht. In Deutschland, insbesondere in der Region um München, verschieben Chirurgen sogar Operationen, wenn diese Art von Wind vorhergesagt ist.

worden war. Das Ergebnis der Studie war, dass die Fähigkeit der Ratten, ein Wasserlabyrinth zu durchlaufen, sich durch die Einwirkung von negativen Ionen um durchschnittlich 350 Prozent verbesserte, was eine signifikante Steigerung der kognitiven Fähigkeit bedeutete. Darüber hinaus zeigte die Leistung der älteren Ratten, die in einer negativ ionisierten Umgebung lebten, sogar eine noch deutlichere Verbesserung.

Im Jahr 1974 wurden zwanzig Testpersonen negativen Ionen ausgesetzt und durch ein Elektroenzephalogramm (EEG) überwacht, das die elektrische Hirntätigkeit misst. Die Negativ-Ionen-Therapie hatte messbare Auswirkungen auf die Muster der Hirnstromwellen, und zu den von den Studienteilnehmern wahrgenommenen subjektiven Erfahrungen zählten Wachsamkeit und verbesserte Arbeitsleistung. Ein paar Jahre später wurde in der Zeitschrift *Ergonomics* eine Studie veröffentlicht, bei der die Wirkung sowohl von negativen als auch von positiven Ionen auf die Leistung bei psychomotorischen Aufgaben gemessen und eine Verbindung zwischen dem Einwirken negativer Ionen und gesteigerter Leistungsfähigkeit festgestellt wurde.

Robert A. Baron führte in den 1980er-Jahren eine Reihe von Experimenten mit negativen Ionen durch. Bei einem Experiment arbeiteten männliche und weibliche Teilnehmer an drei verschiedenen Aufgaben-Feldern – Korrekturlesen, Gedächtnisspanne und Wortfindung – in einer Umgebung mit geringen, mäßigen und hohen Konzentrationen negativer Ionen. Die Ergebnisse legten den Schluss nahe, dass eine mäßige Konzentration dieser Ionen die Leistung der Männer bei zwei dieser Bereiche (Korrekturlesen und Gedächtnisspanne) verbesserte. In einem anderen Experiment erfüllten männliche und weibliche Probanden zwei zusätzliche Aufgaben – das Abschreiben eines Briefs und eine Entscheidungsfindung – in einer Umgebung mit geringen, mäßigen und hohen Konzentrationen negativer Ionen in der Luft. Bei beiden Geschlechtern verbesserte sich die Fähigkeit, den Brief abzuschreiben, deutlich, sobald die Ionenkonzentration anstieg. Was die Entscheidungsfindung anbelangte, neigten die männlichen Studienteilnehmer dazu, ursprünglich bevorzugte Alternativen zu wählen, wenn sie einer gemäßigten Ionenkonzentration ausgesetzt waren.

Mit seinem veröffentlichten Bericht über diese Experimente erbrachte Baron den Nachweis, dass negative Ionen das Potenzial besitzen, die kognitive Leistungsfähigkeit zu erhöhen. Darüber hinaus wurde diese bemerkenswerte Schlussfolgerung im Laufe der vergangenen Jahrzehnte durch Untersuchungsergebnisse etlicher anderer Forscher untermauert.

Sportliche Leistungsfähigkeit

So wie negative Ionen eingesetzt werden können, um die kognitive Leistungsfähigkeit zu steigern, können sie auch genutzt werden, um sportliche Leistungen zu verbessern. Der russische Wissenschaftler A. A. Minkh untersuchte das Leistungsniveau von Olympiateilnehmern unter verschiedenen Negativ-Ionen-Bedingungen und stellte fest, dass diejenige Sportlergruppe, die in Regionen mit hohen Konzentrationen negativer Ionen in der Luft lebte und trainierte, im Vergleich zur Kontrollgruppe enorme Leistungsverbesserungen zeigte. Darüber hinaus ergab Minkhs Arbeit, dass die Einwirkung von negativen Ionen bei seinen Testpersonen zu schnelleren Reflexen führte. Letztendlich hat die russische Forschung nachgewiesen, dass bei Athleten, die während des Trainings die Vorzüge negativer Ionen nutzten, eine signifikante Verbesserung ihrer Reaktionszeiten, ihres Gleichgewichtssinns und ihres Ausdauervermögens zu verzeichnen war. Auf ähnliche Weise belegte eine 1965, also nur wenige Jahre nach Minkhs eben erwähnter Arbeit, veröffentlichte Studie eine deutliche Verbesserung der sportlichen Leistung bei Athleten, die mit Negativ-Ionen-Therapie behandelt wurden. Es hat den Anschein als könnten negative Ionen eine einfache Möglichkeit sein, den Gebrauch von illegalen leistungssteigernden Mitteln zu stoppen, also dem Doping im Sport ein Ende zu setzen.

Kardiovaskuläre Gesundheit

Hohe Cholesterinwerte im Blut (Hypercholesterinämie) wurden direkt mit Herz-Kreislauf-Erkrankungen in Verbindung gebracht, weil sie zu Arteriosklerose, der Gefäßverkalkung, führen. Obwohl Pharmaunternehmen dieses Problem mit cholesterinsenkenden Arzneimitteln behandelt sehen wollen, hat sich der Einsatz von negativen Ionen zur Heilung dieser Erkrankungen auf natürlichere Weise seit Jahrzehnten als vielversprechend erwiesen. Schon 1965 haben Forschungen ergeben, dass negative Ionen in der Lage sind, die Cholesterinwerte im Blut zu senken.

Im Jahr 1975 zeigten junge Sportler, die mit negativen Ionen behandelt worden waren, bei körperlicher Anstrengung eine verbesserte kardiovaskuläre und respiratorische Anpassung. Bei jedem Athleten gingen Puls, Blutdruck und Atemfrequenz früher als erwartet auf Normalwerte zurück. Etwa zu dieser Zeit untersuchte auch der russische Wissenschaftler F. G. Portnov die Wirkung der Negativ-Ionen-Therapie. Er fand heraus, dass negative Ionen die Fähigkeit besitzen, die Blutgefäße zu erweitern, was unter dem Begriff Vasodilatation bekannt ist. Wenn Blutgefäße sich entspannen und erweitern, wird der

Diabetiker und ältere Menschen

Jeder Mensch, der Luftverschmutzung ausgesetzt ist, sieht sich der Gefahr ausgesetzt, Herz-Kreislauf-Probleme zu entwickeln, doch Diabetiker und ältere Menschen sind für Schädigungen des Herzens besonders anfällig. Eine in der Zeitschrift *Epidemiology* publizierte Studie analysierte die Krankenakten des vergangenen Jahrzehnts der vier großen amerikanischen Städte Chicago, Detroit, Seattle und Pittsburgh und fand heraus, dass Diabetiker doppelt so häufig wegen Herz-Kreislauf-Problemen aufgrund der Luftverschmutzung ins Krankenhaus eingewiesen wurden als Nicht-Diabetiker. Darüber hinaus wurde festgestellt, dass Patienten im Alter von fünfundsiebzig Jahren und darüber ein deutlich erhöhtes Risiko hatten, durch Luftschadstoffe Herz-Kreislauf-Schädigungen zu erleiden.

Blutdruck gesenkt, ebenso die Belastung des Herz-Kreislauf-Systems. (Darüber hinaus kann die Vasodilatation, wie auf Seite 60 bereits erwähnt, auch Migräneattacken lindern.) Dieser Mechanismus wurde in einer 1985 in der Zeitschrift *Life Science* publizierten Studie beschrieben, die belegte, dass 5-Hydroxytryptophan, eine Vorläuferverbindung von Serotonin, abhängig von der verabreichten Dosis und in direktem Verhältnis zur Ausschüttung von Serotonin im Gehirn, den Blutdruck senkte. Es ist klar, dass Serotonin bei der Regulierung des Blutdrucks eine Rolle spielt. Die Fähigkeit negativer Ionen, den Serotoninspiegel zu steuern, macht diese damit zu einem wirksamen Mittel für die kardiovaskuläre Gesundheit.

Dr. Yamada und Dr. Chino beschrieben 2002 in einem Aufsatz eine Studie, bei der acht Wochen alte Mäuse sechs

Tage lang mit cholesterinhaltigem Futter ernährt wurden. Eine Gruppe der Mäuse wurde negativen Ionen ausgesetzt, die andere Gruppe nicht. Die roten Blutkörperchen der Negativ-Ionen-Gruppe wiesen eine Separation und Glätte auf, während dies bei den roten Blutkörperchen der unbehandelten Gruppe nicht der Fall war, was auf vorteilhafte kardiovaskuläre Ergebnisse in Verbindung mit der Negativ-Ionen-Therapie bei Personen, die mit hohen Cholesterinwerten zu tun haben, schließen lässt.

Freie Radikale

Freie Radikale sind Atome oder Gruppen von Atomen mit ungepaarten Elektronen. Weil Elektronen paarweise existieren wollen, versuchen freie Radikale, anderen Molekülen Elektronen zu entziehen, um ihre ungerade Zahl auszugleichen. Bei diesem Prozess können hochreaktive Substanzen im Körper unerwünschte Kettenreaktionen zur Bildung von freien Radikalen in Gang setzen. In diesem Szenario besteht die Hauptbedrohung in den verheerenden Schädigungen, die freie Radikale an wichtigen Zellbestandteilen, einschließlich der DNA, anrichten können. Diese Schädigungen können dazu führen, dass die Zellfunktion sich verschlechtert, sie beschleunigen möglicherweise sogar den Alterungsprozess und rufen eine Vielzahl von gesundheitlichen Problemen hervor.

Obwohl freie Radikale die Zellen schädigen können, stellen sie dennoch einen wesentlichen Teil des Lebens dar und werden vom Körper ständig erzeugt. Sie können auf mehreren Wegen gebildet werden, doch die herkömmlichsten freien Radikale, die unter dem Namen reaktive Sauerstoffspezies

(ROS) bekannt sind, entstehen schlicht durch den normalen Stoffwechsel. Zum Ausgleich der schädlichen Aspekte der freien Radikale besitzt der Körper ein Abwehrsystem schützender Substanzen, die als Antioxidantien bekannt sind. Antioxidantien spielen bei der Vorbeugung gegen Zellschädigungen eine Schlüsselrolle, weil sie die Fähigkeit besitzen, freie Radikale zu neutralisieren und die oben erwähnten Kettenreaktionen zu unterbrechen, bevor sie unerwünschte Folgen nach sich ziehen. Zwar bildet der Körper von sich aus seine eigenen Antioxidantien, aber diese hilfreichen Moleküle können auch durch die Ernährung aufgenommen werden. Zu den Vitamin-Antioxidantien zählen Vitamin E, Beta-Karotin und Vitamin C, die in bestimmten Nahrungsmitteln enthalten sind.

Einige Untersuchungen belegen, dass eine obst- und gemüsereiche Ernährung das Auftreten vieler Erkrankungen verhindern kann. Man geht allgemein davon aus, dass die Antioxidantien in diesen Nahrungsmitteln für deren schützende Eigenschaften verantwortlich sind, weil viele Obst- und Gemüsesorten reich an antioxidativen Vitaminen und Mineralien sind. Doch die Forschungen werden fortgesetzt, zumal die bisherigen Ergebnisse nicht eindeutig klären konnten, ob antioxidative Nahrungsergänzungsmittel als Schutz vor Krankheiten von Nutzen sein können.

In Bezug auf das wichtige Antioxidans Superoxid-Dismutase (SOD) wurde die Wirkung der Negativ-Ionen-Therapie an Ratten, Rindern, Enten und Menschen untersucht. Nachdem die Versuchstiere und Testpersonen mit negativen Ionen (zumeist Superoxid) behandelt worden waren, die von einem Ionen-Generator erzeugt wurden, zeigten sie Marker erhöhter Superoxid-Dismutase-Spiegel. Die Autoren dieser Studie stellten fest: „Die Stimulation der SOD-Aktivität durch negative Ionen in der Luft [NAI], die bei unseren Experimenten nachgewiesen wurde, ermöglicht Einblicke in die vielseitigen und vorteilhaften Effekte der NAI [negativen Ionen in der Luft]."

Negative Ionen können also möglicherweise beim Schutz der Zellen vor Schädigungen durch freie Radikale sowie bei den damit verbundenen gesundheitlichen Problemen eine Rolle spielen.

Serotonin-Irritations-Syndrom (SIS)

Der Serotoninspiegel kann von einer Vielzahl von Arzneimitteln, Kräutern und Aminosäuren beeinflusst werden. Die offenkundigsten pharmazeutischen Beispiele sind die Antidepressiva, die auch unter dem Begriff selektive Serotonin-Wiederaufnahmehemmer (SSRIs) bekannt sind. Diese Medikamente beschränken die Resorption von Serotonin durch die Zelle und erhöhen damit die zur Bindung an seine Rezeptoren zur Verfügung stehende Menge dieses Neurotransmitters. Zwar sind die Wirksamkeit und Sicherheit dieser Medikamente weiterhin umstritten, dennoch bleiben sie der beliebteste Behandlungsansatz der Ärzte, die sie gegen Depression verschreiben. Jede Substanz, die die Serotoninausschüttung im Körper ankurbelt, sei es allein oder in Kombination mit anderen Medikamenten oder natürlichen Ergänzungsstoffen mit Wirkung auf das Serotonin, kann zu einem gefährlich erhöhten Spiegel dieses Neurotransmitters führen. Überhöhte Serotoninwerte können eine Vielzahl von Symptomen zur Folge haben – manche harmlos, andere fatal –, deren ganze Bandbreite als Serotonin-Irritations-Syndrom (SIS) bezeichnet wird.

Ein leichter Fall eines Serotonin-Irritations-Syndroms kann bei einem Menschen möglicherweise lästige Anzeichen wie zum Beispiel eine erhöhten Herzschlagfrequenz, erweiterte Pupillen, Zuckungen, Schwitzen und überaktive Reflexe (Hyperreflexie) hervorrufen. Ein mittelschwerer Fall kann sich in hohem Blutdruck, erhöhter Körpertemperatur, Unruhe und Schlaflosigkeit äußern. Und ein schwerer Fall kann katastrophale Folgen haben, wie zum Beispiel ein Schock aufgrund einer erhöhten Herzschlagfrequenz und eines erhöhten Blutdrucks, Krampfanfälle, Nierenversagen sowie eine disseminierte intravasale Gerinnungsstörung, das heißt es bilden sich Blutgerinnsel in den kleinen Blutgefäßen.

Das Serotonin-Irritations-Syndrom hat gewöhnlich einen schnellen Verlauf und kann, wenn die Symptome leicht sind, falsch diagnostiziert werden – als Angststörung oder als neurologisches Problem. Im Allgemeinen wird SIS einfach durch das Absetzen der Medikamente behandelt, die den erhöhten Serotoninspiegel im Körper hervorgerufen haben. Zwar ist SIS in den meisten Fällen das Ergebnis eines erhöhten Serotoninspiegels, verursacht durch eine Kombination von bestimmten Arzneimitteln oder der Einnahme von Freizeitdrogen, doch manche Forscher weisen auf positive Ionen als die möglichen Schuldigen hin. Es hat sich gezeigt, dass positive Ionen in der Lage sind, die Serotoninausschüttung zu verstärken, wenn ihre Zahl in der Luft deutlich höher ist als die der negativen Ionen. Und es leuchtet ein, dass eine Umgebung mit hoher Konzentration positiver Ionen zu SIS führen könnte. Sollte dies der Fall sein, könnten negative Ionen, die die Serotoninausschüttung zu senken scheinen, eine ideale Therapie gegen dieses Syndrom darstellen.

Die von A. P. Krueger und Kollegen durchgeführte Untersuchung, die 1968 im *International Journal of Biometeorology* publiziert wurde, hat nachgewiesen, dass positive Ionen bei Mäusen den Serotoninspiegel im Blut erhöhten, während er durch negative Ionen gesenkt werden konnte. Krueger stellte 1979 die Hypothese auf, dass positive Ionen den Serotoninspiegel erhöhen und negative Ionen ihn senken, und zwar aufgrund ihrer Wirkung auf die Monoamino-Oxidasen (MAOs). Laut Krueger war es die Stimulation der MAOs mittels Einwirkung von positiven Ionen, die zu erhöhten Serotoninwerten führte, während die Hemmung ebendieser Enzymfamilie durch Negativ-Ionen-Therapie den Serotoninspiegel im Körper senkte. Außerdem ergab eine Studie, die 1980 in der Zeitschrift *Science* veröffentlicht wurde, dass Versuchstiere, die zwanzig Tage lang hohen Konzentrationen negativer Ionen ausgesetzt wurden, niedrigere Serotoninspiegel aufwiesen als andere Versuchstiere. Tatsache ist, dass zahlreiche Forschungsergebnisse der vergangenen Jahrzehnte den Schluss zulassen, dass die Konzentrationen negativer Ionen im umgekehrten Verhältnis zum Serotoninspiegel stehen. Genau wie das Sonnenlicht die Schlafzyklen unterbricht, indem es die Produktion des Hormons Melatonin unterdrückt, so unterdrücken negative Ionen die Serotoninausschüttung. Sind zu wenige negative Ionen in der Luft vorhanden, hat dies eine Erhöhung des Serotoninspiegels zur Folge.

F. G. Sulman veröffentlichte im *Upsala Journal of Medical Sciences* eine Untersuchung zum Thema wetterbedingter Migräne- und Kopfschmerzattacken. Darin hieß es, dass „die durch jede sich nähernde Wetterfront erzeugten elektrischen Ladungen (positive Ionen und atmosphärische Impulsstrahlung, Sferics genannt) zur Ausschüttung von Serotonin führen". Grundsätzlich könnten gewisse Wetterveränderungen und die damit einhergehenden Auswirkungen auf den Serotoninspiegel eine Reihe von Symptomen auslösen, die unter dem Begriff Serotonin-Irritations-Syndrom bekannt sind. Laut Sulmans Studie waren bei 20 bis 30 Prozent der Bevölkerung Wetterveränderungen für Migräneattacken und Kopfschmerzen verantwortlich, doch diese Beschwerden könnten mit einer „angemessenen Behandlung" gelindert werden. Durch weitere Untersuchungen fand Sulman heraus, dass das Serotonin-Irritations-Syndrom von Zuständen hervorgerufen wird, zu denen es während der jährlichen Stürme, wie zum Beispiel dem Schirokko, Sharav oder den Santa Ana Winden, kommt. Diese Winde führen zur positiven Ionisation der Luft, die SIS auslöst. Sulman schlug darüber hinaus Behandlungsoptionen gegen diese Probleme vor, darunter auch die Erhöhung der Konzentration negativer Ionen im Umfeld derjenigen, die unter wetterbedingtem SIS leiden, weil damit die Serotoninspiegel der Betroffenen gesenkt und ihre Migräne- und Kopfschmerzattacken gelindert werden könnten.

Angesichts dieser Beschreibung des Serotonin-Irritations-Syndroms ist bemerkenswert, wie vielen Menschen durch die Erhöhung der Konzentration negativer Ionen in der Luft geholfen werden könnte. Laut eines Forschungsberichts aus dem Jahr 1986 scheint beinahe ein Drittel der US-amerikanischen Bevölkerung besonders empfindlich auf zu geringe Konzentrationen negativer Ionen zu reagieren, was sie sehr anfällig für das Serotonin-Irritations-Syndrom macht. Es ist also durchaus möglich, dass viele Menschen es unwissentlich mit SIS zu tun haben und Symptome entwickeln, die anderen gesundheitlichen Problemen ähneln, weshalb es zu Fehldiagnosen und unwirksamen Behandlungen mit möglicherweise unerwünschten Nebenwirkungen kommt. Es scheint höchste Zeit zu sein, dass das SIS in den Blick der Schulmedizin gerät, und zweifellos ist jetzt die Zeit gekommen, die Vorteile der Negativ-Ionen-Therapie zu nutzen, um dieses Syndrom zu heilen.

Schlaf

Ein gravierendes Problem, das sich in den Vereinigten Staaten weiter ausbreitet, sind Schlafstörungen. Laut Aussage der National Sleep Foundation haben annähernd 62 Prozent der US-Amerikaner jede Woche mindestens ein paarmal Schlafprobleme, und etwa 30 Prozent aller Erwachsenen US-Amerikaner (rund 70 Millionen) leiden das ganze Jahr unter Schlaflosigkeit. Den Centers for Disease Control (CDC) zufolge nimmt dieser beunruhigende Trend weiter zu. Die Gefahren des Schlafmangels gehen weit darüber hinaus, bei der Arbeit lediglich einen schlechten Tag zu haben. Gegenwärtig betrachten die CDC Schlafmangel als Gefahr für die öffentliche Gesundheit, weil er mit Autounfällen, Industriekatastrophen und ärztlichen Behandlungsfehlern in Verbindung gebracht wurde. Annähernd fünf Prozent der US-amerikanischen Bevölkerung sind im vergangenen Monat am Steuer ihres Fahrzeugs eingeschlafen oder kurzzeitig eingenickt, was jährlich zu mehr als 42.000 Autounfällen mit 1.550 Todesopfern führt.

Zwar wird dem Neurotransmitter Serotonin eine beruhigende Wirkung auf die Stimmung zugeschrieben, doch inzwischen haben zahllose Studien nachgewiesen, dass es bei einem zu hohen Serotoninspiegel rasch zum Serotonin-Irritations-Syndrom kommen kann, das wiederum Symptome wie Unruhe, Schlaflosigkeit und sogar Krampfanfälle zur Folge hat. Es verwundert also nicht, dass die Forschung gezeigt hat, dass das Einwirken von negativen Ionen, die den Serotoninspiegel senken, gesunden Schlaf fördern kann.

Dieser Ansatz wird von einer 1987 in der Zeitschrift *Biological Psychiatry* veröffentlichten Studie untermauert, bei der acht manisch-depressive Patienten zur Behandlung ihrer Symptome negativen Ionen ausgesetzt wurden. Von den acht

Testpersonen konnten sieben aufgrund des niedrigeren Serotoninspiegels besser schlafen. Im Jahr 1991 wurde durch eine Untersuchung nachgewiesen, dass die Überproduktion von Serotonin Schlaflosigkeit und Albträume hervorrufen kann. Sobald ein Negativ-Ionen-Generator genutzt wurde, um eine Gruppe von Probanden zu behandeln, die unter den Folgen einer zu hohen Serotoninausschüttung litten, konnten die meisten der Untersuchungsteilnehmer besser schlafen.

Es ist wichtig, einen Blick auf das Thema Schlaf-Wach-Rhythmus, auch zirkadianer Rhythmus genannt, zu werfen, um die Wirkung der negativen Ionen auf den Schlaf besser verstehen zu können. Zirkadiane Rhythmen sind im Wesentlichen biologische Wechsel, die etwa einem Vierundzwanzig-Stunden-Zyklus folgen. Diesen Wechseln unterliegen praktisch alle Lebewesen, einschließlich Tiere, Pflanzen und eine große Zahl von Mikroben, und sie sind sowohl für das Schlafmuster als auch das Essverhalten maßgeblich. Sie werden im Körper von Gruppen interagierender Moleküle gesteuert, die als „biologische Uhren" bekannt sind. Diese biologischen Uhren werden von einer „Master Clock" koordiniert, die von einem kleinen Kern im Mittelhirn, suprachiasmatischer Nukleus (SCN) genannt, gesteuert wird. Helligkeit und Dunkelheit spielen eine entscheidende Rolle beim Stellen dieser „Master Clock" des Körpers und damit seiner zirkadianen Rhythmen. Das offenkundigste Beispiel für diese Zeitvorgabe ist das Sonnenlicht, und das ist der Grund, warum manche blinde Menschen Schlafprobleme haben. Zu den weiteren Faktoren, die Einfluss auf den SCN nehmen, zählen sportliche Betätigung, Hormone und Medikamente.

Um gesund zu bleiben, müssen die zirkadianen Rhythmen in Übereinstimmung miteinander zusammenspielen und ihre Funktionen jeweils zum richtigen Zeitpunkt übernehmen. So steigt zum Beispiel die Körpertemperatur in den letzten Stunden des Schlafs vor dem Aufwachen an und sinkt, wenn es abends Zeit wird, schlafen zu gehen. (Die meisten Menschen registrieren auch am späten Nachmittag ein Absinken der Körpertemperatur, was damit zusammenhängen könnte, dass man sich zu dieser Tageszeit gewöhnlich schläfrig fühlt.) Einfach ausgedrückt heißt das: Die inneren „Uhren" steuern die zirkadianen Rhythmen, die im Laufe des Tages absinken und steigen und Gefühle von Schläfrigkeit oder Wachheit hervorrufen. Selbstverständlich sollte die Schläfrigkeit, die Sie während des zirkadianen Absinkens registrieren, weniger stark sein, wenn Sie über Nacht ausreichend geschlafen haben.

Die zirkadianen Rhythmen eines Menschen verändern sich im Laufe seines Lebens. Während des Heranwachsens erleben die meisten Teenager eine Verschiebung ihrer Schlafphasen, was ihnen das Gefühl vermittelt, bis spät in die Nacht hellwach zu sein. Deshalb wird es in dieser Phase schwieriger, zu einer vernünftigen Uhrzeit in den Schlaf zu finden. Leider ist der frühe Schulbeginn mit den zirkadianen Rhythmen eines Teenagers nur schwer in Einklang zu bringen und führt häufig zu Schlafmangel.

Die Forscher Reilly und Stevenson setzten 1993 männliche Testpersonen negativen Ionen aus und analysierten die physiologischen Reaktionen, einschließlich Körpertemperatur, Herzschlagfrequenz sowie Atmung im Ruhezustand und bei sportlicher Betätigung. Es stellte sich heraus, dass negative Ionen alle physiologischen Zustände, insbesondere im Ruhezustand, signifikant verbesserten. Besonders bedeutsam war, dass „die Resultate bestätigen, dass negative Ionen in der Luft biologisch aktiv sind und Einfluss auf den zirkadianen Rhythmus des Körpers nehmen".

Weil die Schlafphase die Zeit ist, in der die Körperzellen repariert und erneuert werden, sollte jede Therapie, die die zirkadianen Rhythmen steuern und die Schlafmuster verbessern könnte, eingehender untersucht werden. Die Bedeutung des Schlafs kann gar nicht überbewertet werden.

Gewichtsabnahme

Es gibt viele Entgiftungsdiäten (häufig „Detox-Diäten" genannt), von denen behauptet wird, sie könnten helfen, Ihren Körper zu reinigen und alle Schlacken zu beseitigen, die sich im Laufe der Zeit möglicherweise angesammelt haben. Aber was nutzt ein gereinigter Körper, wenn der Geist unverändert bleibt? Man greift die schlechten Gewohnheiten wieder auf, Veränderungen im Lebensstil sind lediglich vorübergehend, und die Diät wird nur ein weiterer gescheiterter Versuch sein, gesünder zu leben und gesund zu bleiben, ähnlich wie beim bekanntlich schwierig einzuhaltenden Neujahrsvorsatz, endlich abzunehmen. Zahllose Studien haben nachgewiesen, dass ein hohes Maß an Stress und Angst mit Gewichtszunahme in Verbindung steht, die wiederum zu gesundheitlichen Komplikationen, wie zum Beispiel einem erhöhten Schlaganfallrisiko, hohem Blutdruck und Diabetes führen kann. Das liegt daran, dass Stress einen Menschen sowohl körperlich als auch psychisch beeinträchtigt. Wenn Sie gravierende Lebensereignisse durchmachen oder auch nur einen schlechten Tag haben, stellen Sie vielleicht selbst fest, dass Sie häufiger naschen und mehr essen. Schlimmer noch, in stressreichen Zeiten kann Ihr Körper nach „Trostnahrung" gieren, wobei es sich gewöhnlich um kalorienreiche Lebensmittel handelt, die viel Zucker und Fett enthalten, wie zum Beispiel Frittiertes, Schokolade und Nudeln.

Kohlenhydrate lassen den Serotoninspiegel ansteigen, und das ist der Grund, warum Ihr Körper in schwierigen Zeiten nach Kohlenhydraten lechzt. Diese Stimmungsaufhellung hält allerdings nur kurz an, und gewöhnlich folgt ein Absturz. Der übermäßige Konsum von Kohlenhydraten bringt möglicherweise vorübergehend Erleichterung, aber diese ist die damit verbundene Gewichtszunahme nicht wert. Das Einwirken einer hohen Konzentration negativer Ionen kann Ihre Stressbelastung verringern, weil die negativen Ionen den Neurotransmitter Serotonin regulieren. Sie können auch die Angst lindern, indem sie den Cortisolspiegel senken. Cortisol ist ein Hormon, das mit Stress und vermehrtem Bauchfett in Verbindung gebracht wurde. Neben einer gesunden Ernährung und ausreichend Bewegung ist es entscheidend, sämtliche Faktoren auszuschließen, die zur Gewichtszunahme und zu schlechten Essgewohnheiten beitragen können. Wenn Sie sich negativen Ionen aussetzen, um die unerwünschte Stress- und Angstbelastung deutlich zu verringern, überwinden Sie ein weiteres Hindernis auf dem Weg zu dem Gesundheitszustand, den Sie sich wünschen.

Nebenbei sei erwähnt, dass die negativen Ionen in der frischen Luft Ihnen ein gutes Körpergefühl vermitteln, und diese positive Verknüpfung mit der Natur kann Sie ermuntern, noch mehr Zeit im Freien zu verbringen, was wiederum zu mehr körperlicher Betätigung und Gewichtsabnahme führt. Fünfundvierzig Minuten auf einem Laufband oder einem Hometrainer in einem Fitnessstudio zusammen mit anderen verschwitzten Menschen in abgestandener, umgewälzter Luft zu verbringen, klingt bei Weitem nicht so reizvoll, wie eine Dreiviertelstunde bei kühlem Wind in schöner Landschaft zu joggen oder mit dem Rad zu fahren, nicht wahr? Unser Körper ist dazu geschaffen, in einer natürlichen Umgebung im Freien zu sein, nicht in einer vollgestellten Bürozelle acht bis zehn Stunden pro Tag, über eine Computertastatur gebeugt, zu sitzen und dabei unentwegt von einer Überdosis von Luftschadstoffen und positiven Ionen bombardiert zu werden.

Schlussfolgerung

Die Kraft negativer und positiver Ionen kann einen enormen Einfluss auf einige Körperorgane, aber auch auf das Verhalten und die Einstellung des Menschen nehmen. Eine Umgebung mit einer übermäßigen Konzentration positiver Ionen kann eine nachteilige Wirkung auf eine ganze Menge von Faktoren haben, einschließlich der Stimmung, der Funktion des Immunsystems, der kognitiven und der sportlichen Leistungsfähigkeit, der kardiovaskulären Gesundheit, der Schlafmuster und so weiter. Die Lage wird dadurch verschlimmert, dass sich diese Gesundheitszustände häufig überlappen, sich gegenseitig aufrechterhalten und unerwünschte Folgen nach sich ziehen. So kann zum Beispiel eine hohe Konzentration positiver Ionen Angst- und andere Gemütsstörungen hervorrufen, die wiederum zu Schlafproblemen führen. Der Schlafmangel kann die Gemütsstörungen verstärken. Es ist ein Teufelskreis, der gestoppt werden sollte, bevor er sich verfestigt.

Forschungsergebnisse legen den Schluss nahe, dass negative Ionen in Bezug auf diese Gesundheitsprobleme eine Vielzahl möglicher Vorteile besitzen. Die einzige Möglichkeit, herauszufinden, ob Sie Ihren eigenen Gesundheitszustand verbessern können, besteht jedoch darin, dass Sie sich negativen Ionen aussetzen. Die gute Nachricht ist, dass die Negativ-Ionen-Therapie inzwischen in unterschiedlichen Formen zur Verfügung steht. Das folgende Kapitel enthält eine Liste von Geräten, die Ihnen helfen können, die für Sie richtige Behandlung zu finden.

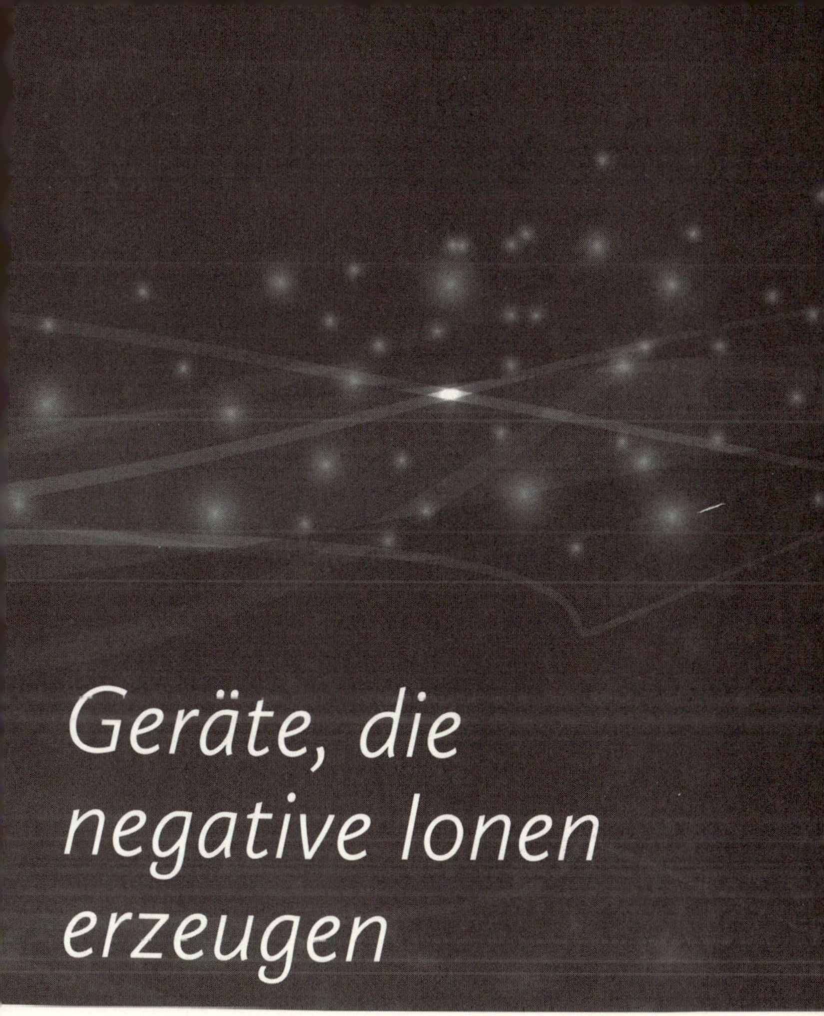

Geräte, die negative Ionen erzeugen

Da Sie nun über die gesundheitlichen Vorteile der negativen Ionen Bescheid wissen und die Gefahr zu hoher Konzentrationen positiver Ionen kennen, ist es an der Zeit, selbst Erfahrungen mit den angenehmen Effekten negativer Ionen zu machen. Im Laufe des vergangenen Jahrzehnts wurden verschiedene Produkte entwickelt, die eine erhöhte Konzentration negativer Ionen in der Luft erzeugen. Diese Mengen werden in Kubikzentimetern, das heißt cm^3, gemessen und geben die Ionenkonzentration in einem Kubikzentimeter Luft an.

Für die normale menschliche Funktionsfähigkeit liegt eine optimale Ionenkonzentration bei 1.000 negativen Ionen pro Kubikzentimeter Luft, das heißt 1.000 negative Ionen/cm^3. Forschungsergebnisse legen den Schluss nahe, dass Konzentrationen von über 1.000 negativen Ionen/cm^3 beginnen, therapeutische Wirkung zu zeigen, während Dosen von 10.000 negativen Ionen/cm^3 und darüber ideal zu sein scheinen, um Linderung für zahlreiche gesundheitliche Probleme zu bieten. In diesem Kapitel werden Sie erfahren, wie Sie sich in der freien Natur negativen Ionen aussetzen können und, darüber hinaus, Beschreibungen der kostengünstigsten und praktischsten auf dem Markt erhältlichen Ionen-Generatoren finden.

Das natürliche Vorkommen negativer Ionen

Wie Sie inzwischen wissen, findet man überall draußen im Freien an verschiedenen Orten und sogar zu unterschiedlichen Zeiten hohe Konzentrationen positiver und negativer Ionen. So können Sie zum Beispiel unmittelbar vor einem starken Gewitter unter Kopfschmerzen leiden oder sich angespannt fühlen. Nachdem das Unwetter abgezogen ist, scheint die Luft Sie dagegen zu erfrischen, und Ihre Kopfschmerzen sind verschwunden. Zufälligerweise werden vor einem Gewitter gewaltige Mengen positiver Ionen erzeugt, während die Luft nach einem Unwetter eine bemerkenswert hohe Konzentration negativer Ionen enthält. Zwar findet man in der freien Natur an vielen Orten negative Ionen, doch die besten natürlichen Quellen liegen dort, wo fließendes Wasser auf Oberflächen prallt.

Die Menge der positiven und negativen Ionen, die wir in unserer Umgebung finden, kann abhängig von einer Vielzahl von Faktoren variieren, einschließlich der Temperatur, der Feuchtigkeit und der Luftzirkulation. In einem Auto, dessen Fenster geschlossen sind, befinden sich circa 15 negative Ionen/cm^3. Sobald man die Klimaanlage einschaltet, sinkt diese Zahl auf ein negatives Ion/cm^3. Ein durchschnittlicher Raum enthält annähernd 150 negative Ionen/cm^3. In einem gut isolierten Bürogebäude lassen sich etwa 50 negative Ionen/ cm^3 messen, in etwa die gleiche Menge wie in einer Stadt mit hoher Luftverschmutzung draußen im Freien. Die Luft in Städten mit geringer Luftverschmutzung enthält etwa 300 bis 400 negative Ionen/cm^3. Halten Sie sich dagegen in der Nähe eines Baches oder Flusses auf, können Sie annähernd 600 negativen Ionen/cm^3 ausgesetzt sein. Große Brunnen können mehr als 1.000 negative Ionen/cm^3 erzeugen, während man in Wäldern mehr als 3.000 negative Ionen/cm^3 vorfindet. An einem Strand enthält die Luft in Ufernähe je nach Wellen- und Windstärke etwa 4.000 negative Ionen/cm^3. Kleine Wasserfälle können zwischen 5.000 und 10.000 negative Ionen/cm^3 erzeugen, während große Wasserfälle zwischen 10.000 und 50.000 negative Ionen/cm^3 bilden können. Die Niagarafälle und andere ähnlich große Wasserfälle können 100.000 negative Ionen/cm^3 hervorrufen.

Sie sehen also, dass die Konzentration der negativen Ionen von vielen Faktoren abhängig ist und stark variieren kann. Darüber hinaus muss man wissen, dass an den meisten Orten sowohl positive als auch negative Ionen vorhanden sind. Sie werden gewiss spüren, dass bestimmte Umgebungen Ihr körperliches und geistiges Wohlbefinden stark beeinflussen können – in guter wie in schlechter Hinsicht. Der Schlüssel liegt darin, dass Sie versuchen sollten, sich möglichst selten hohen Konzentrationen positiver Ionen auszusetzen und mehr Zeit in Bereichen mit vielen negativen Ionen zu verbringen, weil dies eine signifikante Auswirkung auf Ihre Gesundheit haben kann. Sie können die unten stehende Tabelle als kurzen Überblick über die durchschnittlichen Konzentrationen negativer Ionen an verschiedenen Orten nutzen.

Durchschnittliche Konzentration negativer Ionen in der Umgebung

Umgebung	Negative Ionen/cm^3
Klimatisierter Raum	0–100
Verkehrsreiche Straßen	100–300
Gut gelüftetes Haus	500
Flussufer	600
Auf dem Land	1.000
Großer Brunnen	1.000
Wald	3.000
Strand	4.000
Kleiner Wasserfall	5.000–10.000
Großer Wasserfall	10.000–50.000
Niagarafälle	100.000

Zwar wird es Ihnen wahrscheinlich nicht möglich sein, regelmäßig zu den Niagarafällen zu reisen, doch die in dieser Tabelle enthaltenen Informationen legen die Empfehlung nahe, möglichst häufig einen Spaziergang in der Natur zu unternehmen.

Diese Bewegung im Freien kann nicht nur aufgrund der schönen Landschaft erfrischend sein, sondern auch wegen der dort vorhandenen erhöhten Konzentration negativer Ionen.

Künstlich erzeugte negative Ionen

Falls Sie, wie so viele US-Amerikaner, einen geschäftigen Lebensstil führen, ist es durchaus verständlich, dass Sie nicht in der Lage sein können, sich täglich mehrere Stunden in einer schönen Landschaft in der Nähe eines gurgelnden Baches oder eines überwältigenden Wasserfalls aufzuhalten. Zum Glück gibt es mehrere Lösungen. Zwei der gebräuchlichsten Möglichkeiten, sich negativen Ionen auszusetzen, sind menschengemachte Negativ-Ionen-Generatoren und Ionen-Armbänder. In den folgenden Abschnitten werden Sie mehr über die wichtigsten Unterschiede dieser beiden Methoden der Ionenerzeugung erfahren: worauf Sie bei dem jeweiligen Produkt achten sollten und welches für Sie persönlich die beste Wahl sein könnte, wenn es darum geht, Ihrem Körper die negativen Ionen zukommen zu lassen, die er benötigt.

Negativ-Ionen-Luftreiniger

Die Auswahl an Negativ-Ionen-Generatoren ist riesig. Diese Geräte werden im Einzelhandel häufig als Luft-Ionisatoren bezeichnet und sind in vielen verschiedenen Größen und zu unterschiedlichen Preisen erhältlich. Das für Ihre Situation und Ihr Budget richtige Gerät zu finden, kann den Unterschied bedeuten zwischen dem Erleben der Vorzüge von negativen Ionen – oder aber überhaupt nichts zu spüren.

Luft-Ionisatoren können auf verschiedene Weise funktionieren, aber eine der üblichsten Methoden der Erzeugung negativer Ionen besteht darin, Luftmoleküle aus der Umgebung mit Hochspannung aufzuladen. In jedem Generator befinden sich ein Schutzleiter und eine Elektrode, die positive Ionen anzieht. Sobald die positiv geladenen Ionen in den Filter des Geräts gelangen, haften diese Partikel sich an die geerdete Oberfläche an, und frisch negativ geladene Atome werden in die Luft abgegeben.

Eine andere Art von Negativ-Ionen-Generator gilt bei vielen Menschen als das effektivste Gerät zur Erzeugung ausreichender Konzentrationen negativer Ionen: Dabei kommt die gleiche Hochspannung wie bei den eben erwähnten Geräten zum Einsatz, aber dieses Mal wird an den mikroskopisch spitzen Enden des „Ionen-Emitters" Strom zur Anwendung gebracht. Der elektrische Strom führt dazu, dass sich an diesen Spitzen Elektronen bilden. Ab einem bestimmten Zeitpunkt werden diese Elektronen von den Spitzen des Ionen-Emitters in die Luft ausgestoßen. Sobald diese Elektronen in der Luft sind, suchen sie das nächste Sauerstoffmolekül, verbinden sich mit ihm und übertragen damit ihre negative Ladung. Wie auf den ersten Seiten dieses Buches bereits erwähnt, verwandelt sich ein Molekül, sobald es mehr Elektronen als Protonen bindet, in ein negatives Ion.

Es gibt kleine, tragbare Ionen-Generatoren, die vom Design her Duftöllämpchen ähneln. Diese kleinen Ionisatoren eignen sich am besten für den kleinräumigen Bedarf, zum Beispiel zur Reinigung der Luft in Ihrem Arbeitszimmer oder zur Neutralisierung der positiven Ionen, die Ihr Ferngerät zu Hause abgibt. Die Preise liegen im Allgemeinen zwischen 20 und 200 Euro. Diese Geräte erzeugen nicht annähernd ausreichend negative Ionen, um in einem ganzen

Zimmer gute Luft zu verbreiten, deshalb sollten Sie diese so nahe wie möglich neben Ihren Körper platzieren. Für Luft-Ionisatoren, die ganze Zimmer mit ausreichend negativen Ionen versorgen können, müssen Sie zwischen 130 und etwa 350 Euro bezahlen. Im Gegensatz zu den kleinen Generatoren sind die meisten mittelgroßen Ionisatoren dazu gedacht, rund um die Uhr zu laufen, deshalb können sie nicht ausgeschaltet werden, aber es handelt sich gewöhnlich um energieeffiziente Geräte, die selbstreinigend, leicht instand zu halten und leise sind.

Die Gebrauchsanleitungen variieren von Hersteller zu Hersteller, aber gewöhnlich sollten Sie vermeiden, diese Geräte auf Bücherschränke oder Regale zu stellen, weil die negativen Ionen damit versehentlich in diesen umschlossenen Räumen gefangen gehalten werden könnten. Stattdessen sollten Sie das Gerät auf den Boden oder an die Vorderkante eines Tischs stellen, ungefähr einen Meter von Ihrem Kopf entfernt.

Es gibt Geräte für das ganze Haus, aber diese können zwischen 900 und schwindelerregenden 4.500 Euro kosten. Diese Geräte müssen in regelmäßigen Abständen gereinigt werden, sie neigen dazu, etwas lauter zu sein als andere Ionisatoren, und sind auf dem Markt schwieriger zu bekommen.

Ein Ionen-Generator kann zwischen 1.000 und 10.000 negative Ionen pro Kubikzentimeter erzeugen, und manche Hersteller behaupten sogar, ihre Geräte würden erstaunliche 1.000.000 negative Ionen/cm^3 produzieren. Bedenken Sie, dass 1.000 negative Ionen/cm^3 die für die normale menschliche Gesundheit erforderliche Konzentration sind, aber wenn Sie eine therapeutische Dosis wünschen, ist eine Konzentration zwischen 1.000 und 10.000 negativen Ionen/cm^3 empfehlenswert. Wenden Sie sich an den jeweiligen Hersteller, um die genauen Zahlen zu erfahren, aber behalten Sie im Gedächtnis, dass diese Konzentrationen abhängig von mehreren Faktoren, einschließlich Feuchtigkeit und Luftzirkulation, stark variieren können.

Zwar erreichen Ionen-Generatoren in den Vereinigten Staaten allmählich auch die breite Masse, doch in anderen Ländern, wie zum Beispiel in Japan, ist diese Technologie schon seit Jahren bereitwillig aufgegriffen worden. In Japan findet man Ionen-Generatoren in vielen Haushaltsgeräten, zum Beispiel in Kühlschränken, Klimaanlagen, Waschmaschinen und elektrischen Zahnbürsten. Der taiwanesische Computerhersteller ASUS integriert sogar in einige seiner Laptops einen Ionen-Generator. Weil diese Technologie in den Vereinigten Staaten noch immer relativ unbekannt ist, ist es wichtig, sicherzustellen, dass der Ionen-Generator, den Sie eventuell kaufen wollen, kein schädliches Ozon erzeugt, was leider bei vielen dieser Geräte der Fall ist. Ozon ist ein giftiges Gas, das die Lunge schädigen kann, wenn es eingeatmet wird. Laut Aussage der US-Umweltschutzbehörde „können relativ geringe Mengen Ozon Brustschmerzen, Husten, Atemnot und Halsentzündungen hervorrufen. Darüber hinaus kann Ozon chronische Atemwegserkrankungen, wie zum Beispiel Asthma, verschlimmern und die Fähigkeit des Körpers hemmen, Atemwegsinfektionen zu bekämpfen."

Negativ-Ionen-Armbänder

Luft-Ionisatoren sind eine hervorragende Möglichkeit, in Ihrem eigenen Zuhause und im Büro negative Ionen zu erzeugen, aber was ist, wenn Sie unterwegs sind und sich weder zu Hause noch im Büro aufhalten? Die Lösung kann ein Negativ-Ionen-Armband sein, häufig einfach Ionen-Band genannt. Zwar kann das Tragen eines Ionen-Bands Ihnen helfen, unterwegs von den Vorteilen negativer Ionen zu profitieren, doch diese Geräte sind viel umstrittener als die oben beschriebenen Ionen-Generatoren, weil sie nicht mit elektrischem Strom verbunden sind und daher auf selbst erzeugte Kräfte setzen müssen, um die mit negativen Ionen in Verbindung stehende vorteilhafte Wirkung hervorzurufen.

Ionen-Bänder sind im Grunde Armbänder, die spezielle chemische Elemente, Mineralien oder Kombinationen bestimmter natürlicher Substanzen enthalten. Der am weitesten verbreitete Bestandteil von Ionen-Bändern ist Turmalin, allerdings können sie auch Amethyst oder Germanium enthalten, die ähnliche Eigenschaften wie der Turmalin besitzen – oder Titan, von dem behauptet wird, die ionenerzeugende Wirkung von Materialien wie zum Beispiel Turmalin zu maximieren. (Es gibt auch Hinweise darauf, dass Titan Eigenschaften besitzt, die für die Muskelentspannung hilfreich sein können und dem Träger ein Gefühl der Erfrischung vermitteln.) Der Turmalin und die anderen möglichen Komponenten werden gewöhnlich in Silikonkautschuk eingebettet, deshalb sehen diese Bänder meist wie Gummiarmbänder aus und fühlen sich auch so an, aber manchmal werden sie in ein Armband aus Edelstahl oder Titan eingearbeitet.

Neben der Eigenschaft von Turmalin, negative Ionen zu erzeugen, scheinen Germanium, Amethyst und Turmalin darüber hinaus Fern-Infrarotstrahlung auszusenden, die gewisse therapeutische Wirkung haben soll.

Das Fern-Infrarot (FIR) bildet den Abschnitt des elektromagnetischen Spektrums direkt unterhalb des sichtbaren Lichts. Die Fern-Infrarotstrahlen dürfen jedoch nicht mit Ultraviolettstrahlung beziehungsweise UV-Strahlen verwechselt

Negative Ionen versus Ozon

Im Bemühen, auf den fahrenden Zug aufzuspringen, bieten einige Firmen Geräte an, die als „Ionen-Generatoren" verkauft werden, in Wahrheit aber Ozon-Generatoren sind. Man muss wissen, dass zwischen Ozon und negativen Ionen ein gewaltiger Unterschied besteht. Ozon (O_3) ist ein Molekül, das aus drei Sauerstoffatomen besteht, im Gegensatz zu dem Sauerstoff, den wir einatmen und der nur zwei Sauerstoffatome enthält. Negative Ionen sind dagegen Moleküle, die schlicht ein zusätzliches Elektron besitzen. Negative Ionen sind für Körper und Geist äußerst nützlich, während Ozon bei längerem Einwirken Schäden an empfindlichem Körpergewebe, wie zum Beispiel in der Lunge und im Herzen, verursachen kann. Negativ-Ionen-Generatoren sollen die Zahl der schädlichen Luftpartikel vermindern und damit die Luft reinigen, während Ozon keinerlei Partikel aus der Luft beseitigt. Inzwischen kommt es so häufig vor, dass Ozon-Generatoren als Negativ-Ionen-Generatoren falsch etikettiert werden, dass die EPA einen umfangreichen und ausführlichen Bericht über die Gefahren herausgegeben hat, wenn man sich vor dem Kauf eines Luft-Ionisators nicht gründlich informiert. In diesem Bericht erklärt die Behörde, worum es sich bei Ozon genau handelt, und gibt Empfehlungen für Alternativen zu Ozon-Generatoren. Auf dem Markt findet man richtig etikettierte Ozon-Generatoren, aber ihr Zweck besteht nicht etwa darin, die Luft von gefährlichen Partikeln zu reinigen, sondern Gerüche zu beseitigen. Negative Ionen reinigen die Luft, wirken aber nicht als Geruchsentferner. Ozon dagegen beseitigt sehr effektiv selbst die stärksten Gerüche. Man kann einen Ozon-Generator zur ausschließlichen Geruchskontrolle kaufen, solange er mit Vorsicht eingesetzt wird.

werden, die bekanntermaßen körperschädigend sein können. Eine einfache Methode, sich Fern-Infrarotstrahlung auszusetzen, besteht darin, Sonnencreme aufzutragen und sich in die Sonne zu legen. Haben Sie sich je gefragt, warum Sie die Wärme der Sonnenstrahlung noch immer spüren, obwohl Sie sich mit einem Sonnenblocker eingecremt haben? Die Antwort ist die Fern-Infrarotstrahlung, die in die Haut eindringt, auch wenn die Aufnahme der gefährlichen UV-Strahlung durch den Sonnenschutz verhindert wird.

Der menschliche Körper strahlt selbst im fernen Infrarotbereich mit einer Wellenlänge von annähernd neun Mikrometer bzw. Mikronen. (Diese fern-infraroten Strahlen, die vom Körper ausgesandt werden, könnten im Grunde der Ursprung für die chinesische Vorstellung des „Qi" sein, das sich auf die natürliche Lebenskraft des Körpers bezieht und ein zentrales Prinzip in der Traditionellen Chinesischen Medizin darstellt.) Gewisse chemische Elemente, wie zum Beispiel Germanium, geben fern-infrarote Strahlung in Wellenlängen ab, die denjenigen des menschlichen Körpers ähnlich oder fast identisch sind. Wenn die Frequenz dieser Wellenlängen übereinstimmt, wird in den Wassermolekülen des Körpers eine Resonanz erzeugt. Resonanz bezieht sich auf die Neigung eines Systems, die Schwingungsamplitude zu verstärken, wenn es einer äußeren Kraft mit einer ähnlichen oder fast identischen natürlichen Frequenz ausgesetzt ist. Mit anderen Worten: Die fern-infrarote Strahlung, die mit der gleichen Frequenz der fern-infraroten Strahlung des Körpers freigesetzt wird, regt die Wassermoleküle an, was zu einer verbesserten Blutzirkulation führen kann. Weil der menschliche Organismus zu annähernd 70 Prozent aus Wasser besteht, können die Auswirkungen dieser Resonanz beträchtlich sein und möglicherweise zu einer Regeneration der Körperorgane beitragen.

Es gibt zahlreiche Hersteller von Ionen-Armbändern. Zu den größeren Firmen zählen Energy Armor, Ionic Balance und Fusion IONZ. Die Preise liegen zwischen zehn und etwa 40 Euro, aber einige Armbänder können 100 Euro und mehr kosten. Die meisten Ionen-Armbänder erzeugen zwischen 1.500 und 4.000 negative Ionen/cm^3, je nachdem, welche Elemente sie enthalten, doch die Hersteller unternehmen ständig Bemühungen, die Leistung ihrer neuen Produkte zu erhöhen. Normalerweise sollte ein Ionen-Armband den Träger bei Weitem überdauern, aber es ist immer angeraten, die Produktbeschreibung eines Armbands zu prüfen, dessen Kauf Sie in Erwägung ziehen, um seine angegebene Haltbarkeit zu erfahren. Ionen-Armbänder erzeugen zwar weniger negative Ionen als Luft-Ionisatoren, doch eine Theorie legt den Schluss nahe, dass durch ein Ionen-Armband mehr negative Ionen Ihren Körper tatsächlich erreichen und auf ihn einwirken. Deshalb ist der Unterschied zwischen den Konzentrationen negativer Ionen, die von einem Ionen-Generator erzeugt oder durch ein Ionen-Armband abgegeben werden, gar nicht so bedeutsam. Darüber hinaus sind viele Ionen-Armbänder wasserdicht und einige sogar mit einer Uhr ausgestattet.

Turmalin

Falls Sie sich je mit dem Gedanken getragen haben, ein Ionen-Armband zu kaufen, haben Sie gewiss festgestellt, dass dafür Turmalin als Hauptbestandteil verwendet wird. Das liegt darin begründet, dass Turmalin eine von lediglich einer Handvoll Substanzen ist, die die Eigenschaft zu besitzen scheinen, sowohl negative Ionen als auch fern-infrarote Strahlen zu erzeugen. Tatsächlich kennen viele Menschen dieses kristalline

Mineral wegen seiner angeblichen Eigenschaft, den Körper zu reinigen und zu entgiften, bei der Gewichtsabnahme zu helfen, Wassereinlagerungen zu beseitigen und die Blutzirkulation zu verbessern. Der Name Turmalin geht auf den singhalesischen Begriff „tura mali" zurück und bedeutet so viel wie „Stein mit gemischten Farben". Dieser Halbedelstein besteht aus einer Vielzahl von chemischen Elementen, deren Zusammensetzung von Stein zu Stein variieren kann. Diese Vielfalt ist der Grund, weshalb Turmalin in vielen verschiedenen Farben vorkommt, in leuchtendem Gelb, Grün, Blau, Rot und Schwarz. Zahlreiche Menschen behaupten, dass es auf der Welt keine zwei Turmaline in genau der gleichen Farbe gibt. Dieser Edelstein ist in Japan äußerst beliebt, und viele japanische Baseballspieler tragen ihn auf und neben dem Spielfeld.

Wie bereits erwähnt, sollen Ionen-Armbänder negative Ionen abgeben, obwohl sie im Gegensatz zu den Ionen erzeugenden Geräten dafür keine externe Stromversorgung nutzen. Dieses Merkmal hat dazu geführt, dass die Armbänder ganz besonders kritisch unter die Lupe genommen wurden. Doch was den Turmalin anbelangt, kann die Kritik positiv beantwortet werden. In der Wissenschaft ist bekannt, dass Turmalin schwachen elektrischen Strom erzeugt. Die natürliche schwache Ladung dieses Edelsteins kann die Ursache für seine mutmaßlich gesundheitsfördernden Eigenschaften sein.

Turmalin zählt zu den piezoelektrischen Steinen, was bedeutet, dass er elektrische Ladung erzeugen kann, wenn mechanisch Druck auf seine Oberfläche ausgeübt wird. In Wahrheit basieren zahlreiche Produkte auf dem piezoelektrischen Effekt verschiedener Keramiken, Edelsteine und sogar Knochen: Mikrophone, Quarzuhren und Tintenstrahldrucker, um nur einige zu nennen. Es wurde behauptet, dass Benjamin Franklin, der Erfinder des Blitzableiters, die Eigenschaften des Turmalins kannte und ihn bei einigen seiner Experimente nutzte. Der französische Physiker Pierre Curie (der Ehemann von Marie Curie) entdeckte im Jahr 1880 zusammen mit seinem Bruder Jacques, dass man Elektrizität erzeugen kann, indem man auf bestimmte Materialien, zum Beispiel auf Turmalin, Druck ausübt. Der Begriff Piezoelektrizität leitet sich von dem griechischen Wort „piezein" ab, das „drücken" bedeutet. Der Turmalin besitzt jedoch nicht nur piezoelektrische Eigenschaften, sondern ist darüber hinaus pyroelektrisch, das heißt, dass er Spannung erzeugen kann, wenn er erhitzt oder gekühlt wird.

Die Forschung hat nachgewiesen, dass Turmalin auch fern-infrarote Strahlung erzeugt. Man geht davon aus, dass diese fern-infrarote Strahlung in Verbindung mit den piezoelektrischen und pyroelektrischen Eigenschaften ausreicht, um die Feuchtigkeit in der Luft in negative Ionen zu verwandeln. Aus diesen Gründen betrachten die Befürworter des Turmalins diesen Stein als die natürlichste und sicherste Methode, negative Ionen zu erzeugen.

Eine Studie von Forschern der Harvard Universität beschäftigte sich mit dem Einsatz eines bestimmten Abschnitts des fern-infraroten Wellenbereichs, von dem „sowohl In-vitro- als auch In-vivo-Studien nachgewiesen haben, dass sie Zellen und Gewebe stimulieren; deshalb wird er als vielversprechende Behandlungsmöglichkeit für bestimmte medizinische Zustände betrachtet". Die Autoren stellten fest, dass „das Bor-Silikat-Mineral Turmalin (in seiner kristallinen Form als Edelstein bekannt), wenn es zu Pulver zermahlen wird, Fern-Infrarotstrahlung abgibt", und dass „Präparate, die Turmalin-Pulver enthalten, mit dem Ziel auf die Haut aufgetragen wurden, die Durchblutung zu fördern". Zum Schluss wurde in dieser Studie angemerkt, dass weitere Forschungen über fern-infrarot strahlende Materialien notwendig seien, und festgestellt, dass „die möglichen zukünftigen Anwendungen weitreichend sind". Eine im *Journal of Nanoscience and Nanotechnology* veröffentlichte Untersuchung beschäftigte sich mit sehr fein gemahlenem Turmalin und gelangte zu dem Schluss, dass superfeines Turmalin-Pulver tatsächlich mit abnehmender Partikelgröße eine vermehrte fern-infrarote Strahlung erzeugt. Offenkundig ist dieses Forschungsergebnis ein gutes Zeichen für diejenigen Produkte, die als Komponente sehr fein gemahlenen Turmalin enthalten, was bei vielen Ionen-Armbändern der Fall ist.

Zwar bleibt die genaue Rolle des Turmalins bei der Verbesserung der Gesundheit unklar und bedarf weiterer Untersuchungen, aber es sollte darauf hingewiesen werden, dass „im Gegensatz zur früheren Annahme vermehrt Beweise vorliegen, dass fern-infrarote Strahlen bioaktiv sind". Laut einer 1989 im *International Journal of Biometeorology* publizierten Studie berichtete die Mehrzahl der Nutzer von Keramikscheiben, die fern-infrarote Strahlung aussandten, von der Verbesserung ihrer Gesundheit. Trotz der Tatsache, dass diese Einschätzungen absolut subjektiv waren, verdienen sie Beachtung. Diese Ergebnisse könnten auf die fern-infraroten Strahlen allein zurückzuführen sein, oder aber sie sind den negativen Ionen zu verdanken, die mithilfe der fern-infraroten Strahlung erzeugt wurden. Zwar kennen wir den genauen Mechanismus noch nicht, mit dessen Hilfe Turmalin negative Ionen erzeugt beziehungsweise seine gesundheitlichen Vorteile gewinnt, doch die Vermutung scheint gerechtfertigt zu sein, dass seine fern-infrarote Strahlen aussendenden piezoelektrischen und pyroelektrischen Eigenschaften möglicherweise zusammenwirken, um Atome in negative Ionen zu verwandeln und damit das Wohlbefinden zu fördern.

Amethyst

Quarz ist das in der kontinentalen Erdkruste am zweithäufigsten vorkommende Mineral. Der Amethyst ist ein beliebter violettfarbener Quarzstein. Beim Amethyst handelt es sich zwar um die seltenste Form dieses Minerals, aber er ist dennoch überall auf der Welt erhältlich. Die Farbe des Amethysts variiert in ihrer Schattierung von dunkelviolett bis lavendelfarben. Dieser Quarzstein wurde im Laufe der Geschichte zur Behandlung einer ganzen Reihe von Problemen verwendet. Man glaubte sogar, er würde gegen Trunkenheit helfen, und sein Name geht auf die altgriechischen Wörter zurück, die „nicht betrunken" bedeuten. Darüber hinaus galt der Amethyst als Heilmittel gegen Gehörprobleme, Schlafstörungen und sogar gegen Schmerzen.

Man geht davon aus, dass der Amethyst ebenso wie der Turmalin negative Ionen erzeugt und fern-infrarote Strahlung abgibt. Deshalb werden diesem Mineral die gleichen gesundheitlichen Vorzüge zugeschrieben, die der Turmalin verspricht. Diese Behauptungen werden durch die Tatsache untermauert, dass der Amethyst wie der Turmalin piezoelektrisch ist. Auch er ist also in der Lage, elektrische Spannung zu erzeugen.

Germanium

Germanium ist ein chemisches Element. Man findet es ebenso wie Turmalin meist in Ionen-Armbändern. Das Element wurde nach dem lateinischen Namen „Germania" für Deutschland benannt, wo es 1886 von dem Forscher Clemens Winkler entdeckt wurde. Es handelt sich um ein als Halbleiter geltendes Halbmetall, das heißt, es leitet Elektrizität, aber nicht so gut wie echtes Metall. Diese wesentliche Eigenschaft führte dazu, dass das Material beim Bau des ersten Spitzenkontakttransistors der Welt, den die Bell Laboratories Ende der 1940er-Jahre entwickelten, verwendet wurde. Darüber hinaus leitet Germanium Infrarotstrahlen. Aufgrund dieser besonderen Eigenschaft werden viele Geräte, die für Infrarotstrahlung durchlässig sein müssen, unter Verwendung von Germanium hergestellt.

Zwar sind noch weitere Untersuchungen auf diesem Gebiet erforderlich, aber es hat in Bezug auf Ionen-Armbänder den Anschein, als wäre es diesen zwei relevantesten Eigenschaften von Germanium zu verdanken, dass der Körper von Infrarotstrahlen profitieren kann, sowie seiner Fähigkeit, übermäßige Konzentrationen positiver Ionen zu reduzieren. Im Hinblick auf diese Eigenschaft muss erklärt werden, dass das Germanium-Atom zweiunddreißig Elektronen und eine Elektronenkonfiguration besitzt, die vier dieser Elektronen auf die äußerste Atomhülle platziert. Es wurde jedoch bewiesen, dass es bei Germanium zu Elektronenlücken kommen kann. Eine Elektronenlücke entsteht, wenn ein Elektron angeregt und dadurch gezwungen wird, seine Position aufzugeben und eine Lücke zu hinterlassen, in der ein Elektron eines Atoms vorhanden sein könnte. Dieser Prozess findet möglicherweise dann statt, wenn Germanium mit einer anderen Substanz in Kontakt kommt, die seine Temperatur auf über 32 Grad Celsius erhöht. Dieser Temperaturanstieg führt dazu, dass eines der vier Elektronen auf der Atomhülle aus seiner Bahn geschleudert wird. Dieses freie Elektron kann dazu beitragen, ein nahes positives Ion zu neutralisieren, und wenn ausreichend positive Ionen neutralisiert werden, können die nachteiligen Wirkungen übermäßiger

Konzentrationen positiver Ionen vermindert werden. Was Ionen-Armbänder anbelangt, in denen Germanium enthalten ist, sollte dessen bekannte Eigenschaft als Halbleiter, wenn er aufgrund der Körperwärme auf über 32 Grad Celsius erwärmt wird, eine signifikante Menge freier Elektronen erzeugen, die in der Lage sein können, die Konzentration der positiven Ionen zu verringern und damit gesundheitlich nutzbringend zu sein.

Neben seinen freien Elektronen besitzt Germanium die Eigenschaft, auf für einen Halbleiter ziemlich einzigartige Weise auf Infrarotlicht zu reagieren und dieses durch seine Struktur zu leiten. Dieses Charakteristikum ist der Hauptgrund, weshalb Germanium ein Bestandteil so vieler Ionen-Armbänder ist. Die Fähigkeit, positive Ionen zu beseitigen und es der fern-infraroten Strahlung zugleich zu ermöglichen, gesundheitsfördernd zu wirken, macht Germanium zu einem idealen Bestandteil von Ionen-Armbändern.

Die fünf besten Negativ-Ionen-Armbänder

Durch Tests einer ganzen Reihe von Ionen-Armbändern wurden die besten fünf Bänder im Hinblick auf die Freisetzung von negativen Ionen ermittelt. Es sind Folgende:

1. Fusion IONZ
2. Ion Me
3. Ionic Balance
4. I-ONICS
5. LIFESTRENGTH

Der COM SYSTEMS 3010 Pro Negative Ionen-Tester wurde eingesetzt, um bei jedem Band die Erzeugung der negativen Ionen zu messen, und es wurde sehr darauf geachtet, dass es bei den Ergebnissen zu keinerlei Abweichungen kam. Weil die Produkte im Laufe der Zeit verbessert werden, wird sich diese Liste selbstverständlich verändern. Deshalb ist es wichtig, dass Sie sich vor dem Kauf eines Ionen-Armbands umfassend informieren.

Welches ist das richtige Band?

Wie bereits erwähnt, tragen japanische Baseballspieler bekanntlich schwarze Tapes oder schwarze Armbänder, die Turmalin beziehungsweise eine Kombination der typischen Bestandteile von Ionen-Bändern enthalten. Auch in den Vereinigten Staaten sieht man hin und wieder berühmte Baseball- oder Footballspieler mit ähnlichen Halsketten oder Armbändern. Es ist schwer, genau vorherzusagen, welche Art von Armband bei Ihnen persönlich am besten wirken wird, doch allgemein gesprochen enthält das beste Ionen-Armband in der Regel eine Kombination aus Turmalin, Germanium und Titan. Diese drei Bestandteile können, wenn sie zu kleinen Partikeln zerstampft werden, ein sehr leitfähiges Armband ergeben, weil dank der Wirkung von Germanium Fern-Infrarotstrahlung die Erzeugung negativer Ionen durch den Turmalin aktivieren sowie andere der Gesundheit dienliche Prozesse in Gang setzen kann. Die vorteilhaften Eigenschaften aller drei Mineralien sollten zusammenwirken, sodass Sie sich deutlich besser fühlen werden, wenn Sie sich eine gewisse Zeit in einer Umgebung mit einer hohen Konzentration positiver Ionen aufhalten. Ionen-Armbänder mögen zwar etwas umstrittener sein als Negativ-Ionen-Luftreiniger, aber sie haben den Vorteil, tragbar zu sein. Ein Ionen-Armband können Sie den ganzen Tag lang tragen, während ein Luftreiniger nur von Vorteil ist, wenn Sie sich in der Nähe des Geräts aufhalten.

Wenn Sie Interesse haben, ein Ionen-Armband zu testen, dann sollten Sie selbstverständlich mit der gebotenen Vorsicht und Kenntnis an diese Therapie herangehen, insbesondere, wenn Sie unter einer chronischen Krankheit leiden. Wie bei jedem Gesundheitsprodukt ist es empfehlenswert, Ihren Arzt zu konsultieren, bevor Sie ein Ionen-Armband verwenden. Sollten Sie ein elektrisches medizinisches Gerät nutzen, wie zum Beispiel einen Herzschrittmacher, müssen Sie unbedingt mit Ihrem Arzt sprechen, bevor Sie irgendeine Form der Negativ-Ionen-Therapie ausprobieren.

Schlussfolgerung

Bevor Sie ein Produkt auswählen, das negative Ionen erzeugt, sollten Sie sich immer umfassend informieren. Sie sollten sich die Zeit nehmen, das Für und Wider des Geräts kennenzulernen, dessen Kauf Sie in Erwägung ziehen. Vergewissern Sie sich, dass der Hersteller hinter seinem Produkt steht. Scheuen Sie sich nicht, Fragen zu stellen. Das Internet ist zwar eine großartige Informationsquelle, aber rechnen Sie damit, auf unglaubliche Behauptungen sowie auf Webseiten zu stoßen, die nur dazu gedacht sind, für ein Produkt zu werben und nicht etwa, die Leser aufzuklären. Je mehr Sie über die Kraft der negativen Ionen wissen, desto bessere Entscheidungen werden Sie in Bezug auf Negativ-Ionen-Geräte treffen können.

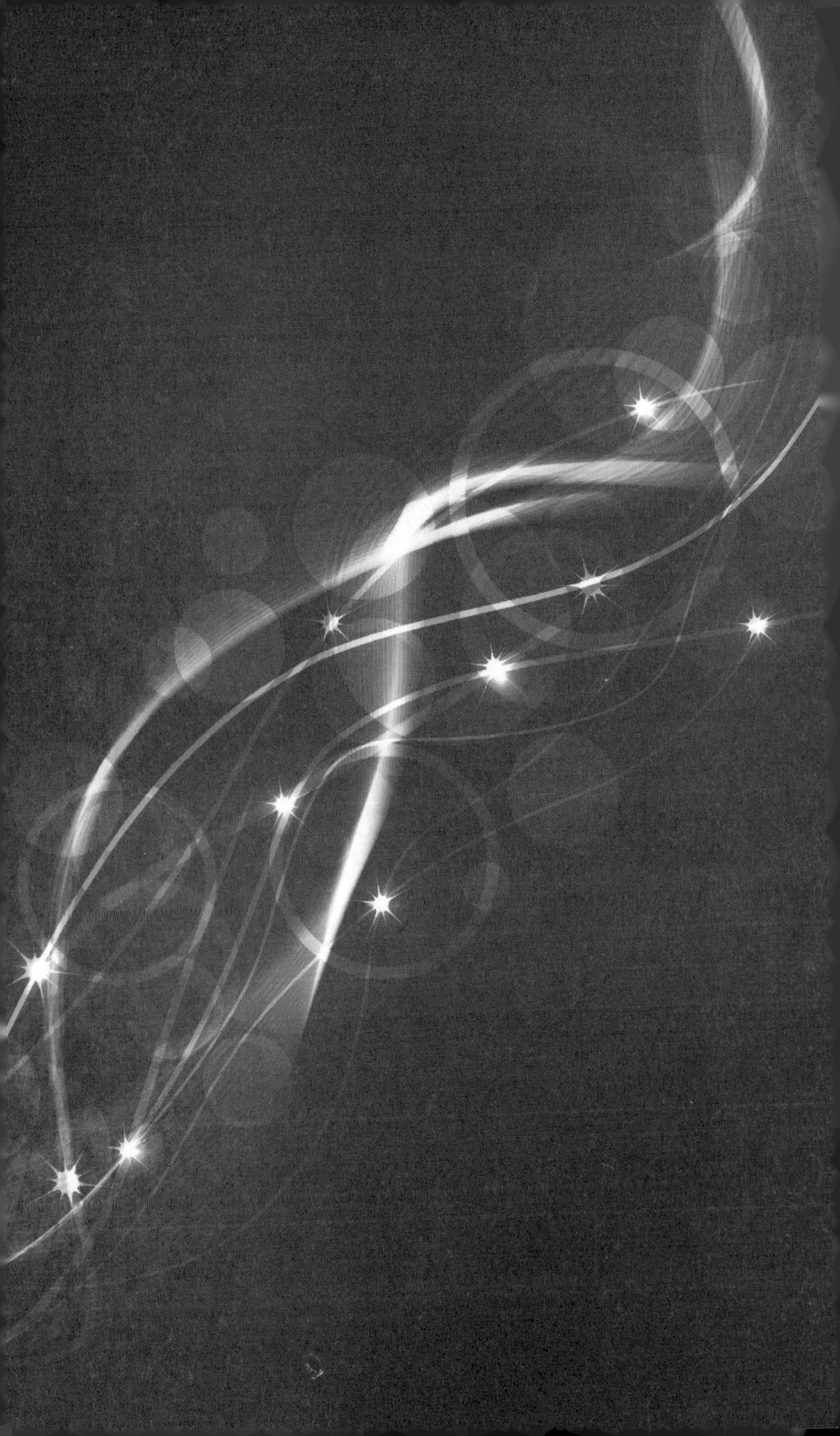

Nachwort

Ich hatte das Glück, über fünfzig Jahre lang auf den Gebieten der Pharmazie, der Forschung über Heilkräuter und der Ernährung arbeiten zu dürfen. Im Laufe meiner beruflichen Karriere konnte ich erleben, dass viele meiner Bücher in zahlreichen Sprachen veröffentlicht wurden. Was mich weiterhin motiviert, ist meine Begeisterung, den Menschen einfache, natürliche und nicht-invasive Methoden für eine optimale Gesundheit nahezubringen. Doch ich habe immer wieder festgestellt, dass ich mit einem Buch zwar die Richtung weisen kann, es aber nur der erste Schritt auf dem Weg zu einer besseren Gesundheit ist. Die Informationen, die ich den Lesern gebe, sind nutzlos, wenn diese die nächsten Schritte nicht selbst unternehmen.

Das eigene Wohlbefinden dem Gesundheitssystem zu überlassen, ist nicht immer die angemessene Antwort. Sie sollten selbst so viel Verantwortung wie nur möglich für Ihre eigene Gesundheit übernehmen. Wenn Sie sich nicht wohlfühlen, bringen Sie vielleicht die Kraft auf, daran etwas zu ändern. Bei einer Reihe von Erkrankungen kann diese Kraft in negativen Ionen gefunden werden. Bei negativen Ionen sind keine Operationen erforderlich, müssen keine Tabletten geschluckt und keine gefährlichen Nebenwirkungen in Kauf genommen werden. Falls dieses Buch Sie inspiriert hat, sich häufiger hohen Konzentrationen negativer Ionen auszusetzen (und übermäßige Konzentrationen positiver Ionen zu meiden), dann sind Sie möglicherweise schon auf dem Weg, sich besser zu fühlen. Sobald Sie vermehrt negative Ionen in

Ihr Leben bringen, werden Sie feststellen, dass Ihre gesundheitlichen Probleme sich zu lindern und Ihre chronischen Schmerzen nachzulassen beginnen. Diese Ergebnisse bedeuten, dass Sie endlich eine natürliche Methode entdeckt haben, Ihren Körper zu heilen und Ihren Geist zu beleben.

Was die Vorteile negativer Ionen anbelangt, bitte ich Sie eindringlich, so viel wie möglich in Erfahrung zu bringen, Fragen zu stellen und Zweit- oder Drittmeinungen einzuholen. Scheuen Sie sich nicht, auf dem Gebiet Ihres eigenen Wohlbefindens aktiv mitzuwirken. Ich wünsche Ihnen, dass es Ihnen gut geht und dass Sie gesund bleiben.

Danksagungen

Kein wirklich umfassender Text, so wie dieser, kann jemals das Werk eines Einzelnen sein. Beim Verfassen dieses Buches habe ich von verschiedenen Quellen hilfreiche Beiträge erhalten, deshalb habe ich vielen Menschen zu danken. Zunächst möchte ich Patricia Sisler, der Tochter von Dr. Clarence Hansell, für die Hintergrundinformationen über ihren Vater und seine bahnbrechenden Arbeiten auf dem Gebiet der negativen Ionen danken. Ohne Dr. Hansells Hartnäckigkeit angesichts eines unbekannten Phänomens, von dem er meinte, es habe eine gründliche Untersuchung verdient, wäre die Kraft der negativen Ionen möglicherweise unerforscht geblieben, und dieses Buch wäre mit Sicherheit nicht geschrieben worden. Patricia händigte mir die Dokumente aus, die ich brauchte, um Aufschluss über die wichtige Arbeit ihres Vaters zu erhalten. Ich hatte großes Glück, dass ich Patricia gefunden habe, und danke ihr dafür, dass sie meinen Bitten nachgekommen ist.

Außerdem möchte ich meinem Lektor, Michael Weatherhead, danken, der die Rohfassung, die ich ihm gab, angenommen hat und daraus ein lesbares, verständliches und umfassendes Buch gemacht hat. Sein ausgeprägter Sinn für Struktur und sein äußerst kritisches Auge hielten mich auf Kurs und stellten dieses Werk auf eine solide Basis. Ein solch kritischer Blick war notwendig, um diesem unglaublichen Thema Glaubwürdigkeit zu verleihen. Ein besonderer Dank geht an meinen Verleger Rudy Shur, der die notwendige Offenheit und geistige Großzügigkeit besitzt, um dieses Projekt zu unterstützen und bis zu seinem bestmöglichen Ende zu begleiten. Es versteht sich von selbst, dass ich es ohne ihn nicht geschafft hätte, aber ich werde es trotzdem immer wieder betonen.

Und schließlich ist es absolut unerlässlich, dass ich den vielen Wissenschaftlern und Forschern danke, die sich im Laufe der vergangenen Jahrzehnte die Zeit genommen haben, Untersuchungen über negative Ionen und ihre Auswirkungen auf den Menschen durchzuführen und ihre Forschungsergebnisse zu publizieren. In der Schulmedizin stößt das Gebiet der negativen Ionen bis heute auf wenig Interesse, und gute Forschungsarbeit über dieses Thema gilt keineswegs als Möglichkeit, zu Ruhm und Ehre zu gelangen. Es ist gegenwärtig eine undankbare Aufgabe, und das ist einer der Gründe, weshalb ich dieses Buch geschrieben habe. Ich hoffe, seine Veröffentlichung trägt dazu bei, dass das Thema „Negative Ionen“ in der Schulmedizin nicht länger an den Rand gedrängt, sondern dass ihm der ihm zustehende Platz eingeräumt wird.

Hersteller-Adressen

Folgende fünf Firmen sind, wie auf Seite 108 erwähnt, die besten Hersteller von Negativ-Ionen-Armbändern. Lassen Sie sich Zeit, Informationen über jedes Produkt, das negative Ionen erzeugen soll, einzuholen, weil nicht alle die gleichen Komponenten enthalten.

Fusion IONZ

www.fusionpowerbandz.com, support@fusionionz.com
Matthew Ryncarz, der Gründer der Firma Fusion IONZ, erklärt, dass die Negativ-Ionen-Technologie sein Leben verändert hat. Das Unternehmen bemüht sich, dem Verbraucher dank Wissenschaft und Technologie zu einer guten Gesundheit zu verhelfen, und unterzieht sämtliche Produkte strengen wissenschaftlichen Tests, um Leistungsmerkmale zu gewährleisten und Spitzenqualität zu garantieren.

Ion Me

3187-C Airway Avenue, Costa Mesa, Kalifornien 92626,
1-877-704-4667, www.ionme.com, info@ionme.com
Ion Me versucht, die hochwertigsten Negativ-Ionen-Produkte herzustellen. Dank des einzigartigen Designs und der geschützten Technologie sind die Produkte von Ion Me bei Profisportlern und Menschen, die einen gesunden Lebensstil führen wollen, die erste Wahl.

Ionic Balance
1 Carsegate Road North, Inverness, IV3 8DU, Großbritannien
www.ionic-balance.com, shop@ionic-balance.com
+44 1463 360 160
Die in Großbritannien ansässige Firma Ionic Balance produziert Negativ-Ionen-Armbänder, Uhren, Flechtbänder, Halsketten sowie Erkennungsmarken für Haustiere. Alle Produkte werden mithilfe einer patentierten Wirkstoffformel aus Turmalin und zehn weiteren Komponenten hergestellt.

I-ONICS
1201-1202 Tower 2 China, Hong Kong City,, 33 Canton Road, Tsim Sha Tsui, Kowloon, Hong Kong
+852 2730 2626
www.i-onics.com
Die in China ansässige Firma I-ONICS bemüht sich sehr, die besten und praktischsten Negativ-Ionen-Armbänder überhaupt herzustellen. Sie ist von ihren Produkten so überzeugt, dass sie eine Dreißig-Tage-Geld-Zurück-Garantie gibt.

LIFESTRENGTH
Kenex d.o.o., Sela pri Dobovi 3 a, 8257 Dobova, Slowenien,
+386 7 849 66 960, www.lifestrength.si/en, info@lifestrength.si
LIFESTRENGTH setzt ein exklusives Verfahren ein, dank dessen die vorteilhaften Eigenschaften von sieben Mineralien und Edelsteinen in einem leistungssteigernden und attraktiven Armband auf einzigartige Weise zur Wirkung kommen. Das Armband enthält eine patentierte Zusammensetzung von Mineralien, die negative Ionen erzeugen und somit dem Übermaß an positiv geladenen Partikeln entgegenwirken, dem man in der modernen Welt ausgesetzt ist.

Literaturhinweise

Kapitel 2

Cheney, M. Tesla: „**Man Out of Time.**“ New York, NY: Dorset Press, 1989.

Tesla, Nikola. „**The Problem of Increasing Human Energy—With Special Reference to the Harnessing of the Sun's Energy.**“ The Century (June 1900): Vol. LX, No. 2.

Kapitel 3

Allergien und Asthma

Adar, S.D., Sheppard, L., Vedal, S., Polak, J.F., Sampson, P.D., Diez Roux, A.V., Budoff, M., Jacobs, D.R. Jr., Barr, R.G., Watson, K. und J.D. Kaufman. „**Fine particulate air pollution and the progression of carotid intima-medial thickness: a prospective cohort study from the multi-ethnic study of atherosclerosis and air pollution.**“ PLoS Med (2013): 10(4).

Asthma and Allergy Foundation of America (AAFA). www.aafa.org.

Gualtierotti, R., Solimene, U. und D. Tonoli. „**Ionized air respiratory rehabilitation technics.**“ Minerva Medica (1977): 68: 3383–3389.

Krueger, A.P. und R.F. Smith. „**The effects of air ions of the living mammalian trachea.**“ J Gen Physiol (Sep 1958): 20;42(1): 69–82.

Lipin, I., Gur, I., Amitai, Y., Amirav, I. und S. Godfrey. „**Effect of positive ionisation of inspired air on the response of asthmatic children to exercise.**" Thorax (Aug 1984): 39(8): 594–596.

Mitchell, B.W., Buhr, R.J., Berrang, M.E., Bailey, J.S. und N.A. Cox. „**Reducing airborne pathogens, dust and Salmonella transmission in experimental hatching cabinets using an electrostatic space charge system.**" Poult Sci (Jan 2002): 81(1): 49–55.

Palti, Y., De Nour, E. und A. Abrahamov. „**The effect of atmospheric ions on the respiratory system of infants.**" Pediatrics (Sep 1966): 38(3): 405-11.

Pope, C.A. 3rd, Burnett, R.T., Thun, M.J., Calle, E.E., Krewski, D., Ito, K. und G.D. Thurston. „**Lung cancer, cardiopulmonary mortality, and longterm exposure to fine particulate air pollution.**" JAMA (Mar 2002): 6; 287(9): 1132-41.

„**Questions About Your Community: Indoor Air.**" United States Environmental Protection Agency (EPA). www.epa.gov/region1/communities/indoorair.html.

Seo, K.H., Mitchell, B.W., Holt, P.S. und R.K. Gast. „**Bactericidal effects of negative air ions on airborne and surface Salmonella enteritidis from an artificially generated aerosol.**" J Food Prot (Jan 2001): 64(1):113–6.

ADHS

Craig F. Garfield et al. „**Trends in attention deficit hyperactivity disorder (ADHD) ambulatory diagnosis and medical treatment in the United States, 2000-2010.**" Acad Pediatr (Mar 2012): 12(2): 110–116.

Morton, L.L. und John R. Kershner. „**Differential negative air ion effects on learning disabled and normal-achieving children.**" International Journal of Biometeorology (1990): 34(1): 35–41.

Morton, L.L. und John R. Kershner. „**Negative air ionization improves memory and attention in learning-disabled and mentally retarded children.**" Journal of Abnormal Child Psychology (June 1984): 12(2): 353–365.

Terry, R. A., Harden, D.G. und A. M. Mayyasi. „**Effects of negative air ions, noise, sex and age on maze learning in rats.**" International Journal of Biometeorology (June 1969): 13(1): 39–49.

Heilung und das Immunsystem

Benko, G. „**Analyse du mécanisme d'action des ions atmosphériques de forte concentration, de polarité différente, sur des animaux expérimentaux irradiés et non-irradiés.**" Inst. de Rech. de Radiol. et de Radio-Hygiène National (Budapest 1975): 1–10.

Bordas, E. und M. Deleanu. „**Influence of negative air ions on experimental ulcer induced by pylorus ligature in albino rat.**" Med Interne (Oct–Dec 1989): 27(4): 313–317. The Happiness Effect

David, T. A., Minehart, J. R. und I. H. Kornblueh. „**Polarized air as an adjunct in the treatment of burns.**" Amer Jour of Phys Med (1960): 39: 111–113.

Deleanu, M. und E. Bordas. „**Morphological changes of the hypophysisadrenal system (HAS) in albino rats with experimental gastric ulcers, under the influence of aeroionotherapy (AIT).**" Rom J Intern Med (Jul–Dec 1991): 29(3–4): 215–20.

Gualtierotti, R., Kornblueh, I. H. und C. Sirtori, eds. „**Aeroionotherapy.**" Milan: Carlo Erba Foundation, 1960.

Iwama, H., Ohmizo, H., et al. „**Inspired superoxide anions attenuate blood lactate concentrations in postoperative patients.**" Critical Care Medicine(June 2002): 30(6): 1246–1249.

Jaskowski, J., Mysliwski, A., et al. „**Effect of air ions on L 1210 cells: changes in fluorescence of membrane-bound 1,8-aniline-naphthalenesulfonate (ANS) after in vitro exposure of cells to air ions.**" General Physiology and Biophysics (Oct 1986): 5(5): 511–515.

Kornblueh, Igho, et al. „**Polarized Air as an Adjunct in the Treatment of Burns.**" Philadelphia: Northeastern Hospital, 1959.

Mäkelä, P., Ojajärvi, J., Graeffe, G., und M. Lehtimäki. „**Studies on the effects of ionization on bacterial aerosols in a burns and plastic surgery unit.**" J Hyg (Lond) (Oct 1979): 83(2): 199–206.

Takahashi, K., Otsuki, T., Mase, A., Kawado, T., Kotani, M., Ami, K., Matsushima, H., Nishimura, Y., Miura, Y., Murakami, S., Maeda, M., Hayashi, H., Kumagai, N., Shirahama, T., Yoshimatsu, M. und K. Morimoto. „**Negatively-charged air conditions and responses of the human psycho-neuro-endocrino-immune network.**" Environ Int (Aug 2008): 34(6): 765–772.

Wakamura, T., Sato, M., Sato, A., Dohi, T., Ozaki, K., Asou, N., Hagata, S. und H. Tokura. „**A preliminary study on influence of negative air ions generated from pajamas on core body temperature and salivary IgA during night sleep.**" Int J Occup Med Environ Health (2004): 17(2): 295–298.

Schmerzen

Hawkins, L. H. „**The influence of air ions, temperature and humidity on subjective wellbeing and comfort.**" Journal of Environmental Psychology (1981): 1(4): 279–292.

Jonassen, Neils. „**Are Ions Good For You?**" In Compliance (August 1, 2013): www.incompliancemag.com/article/are-ions-good-for-you.

Kornblueh, Igho, et al. „**Polarized Air as an Adjunct in the Treatment of Burns.**“ Philadelphia: Northeastern Hospital, 1959.

Robert, Hervé. „**Ionisation, santé, vitalité, ou, Les bienfaits des ions négatifs de l'air.**“ Edité par Artulen (1991).

Soyka, F. „**The Ion Effect.**“ New York, NY: Bantum Premium, 1983.

Stimmung

Frey, A.H. „**Human behavior and atmospheric ions.**“ Psychol Rev (May 1961): 68: 225–228.

Frey, A.H. „**Modification of the conditioned emotional response by treatment with small negative air ions.**“ J Comp Physiol Psychol (Feb 1967): 63(1): 121–125.

Frick, A. et al. „**Serotonin Synthesis and Reuptake in Social Anxiety Disorder: A Positron Emission Tomography Study.**“ JAMA Psychiatry (2015): 72(8): 794–802.

Goel, N., Terman, M., Terman, J.S., Macchi, M.M. und J.W. Stewart. „**Controlled trial of bright light and negative air ions for chronic depression.**“ Psychol Med (2005): 35(7): 945–955.

Krueger, A.P. „**Are negative ions good for you?**“ New Scientist (June 1973): 58(850): 668–670.

Krueger, A.P., Andrfese, P. C. und S. Kotaka. „**Small air ions: their effect on blood levels of serotonin in terms of modem physical theory.**“ Int J Biometeor (1968): 12: 225–239.

Krueger, A.P., Kotdca, S., Kogure, Y., Takenobou, M., P.C. Ardriese. „**Air ion effects on the growth of the silkworm (Bombyx mari. L.).**“ Int J Biometeor. (1966): 10: 29–38.

Krueger, A.P. und S. Sfgel. „**Ions in the air.**“ Human Nature (July 1978): 1(7):46–52.

Krueger, A.P., Strubbe, A.E., Yogt, M.G. und E.J. Reed. „**Electric fields, small air ions and biological effects.**" Int J Biometeor (1978): 22: 202–212.

Livanova, L.M., Levshina, I.P., Nozdracheva, L.V., Elbakidze, M.G. und M.G. Airapetiants. „**The protective action of negative air ions in acute stress in rats with different typological behavioral characteristics.**" Zh Vyssh Nerv Deiat Im I P Pavlova (May–June 1998): 48(3): 554–557. National Institute of Mental Health. www.nimh.nih.gov.

Perez, V., Alexander, D.D. und W.H. Bailey. „**Air ions and mood outcomes: a review and meta-analysis.**" BMC Psychiatry (Jan 2013): 13: 29.

Pino, O. und F. La Ragione. „**There's Something in the Air: Empirical Evidence for the Effects of Negative Air Ions (NAI) on Psychophysiological State and Performance.**" Research in Psychology and Behavioral Sciences (2013): 1(4): 48–53.

Sakakibara, K. „**Influence of negative air ions on drivers.**" Research Domain 17, Toyota Central R&D Labs, R&D Review of Toyota CRDL (2002): 37(1).

Scutti, Susan. „**Social Phobia Linked to High Levels of Serotonin: Time to Rethink SSRIs and Other Anxiety Drugs?**" www.medicaldaily.com. June 17, 2015.

Terman, M. und J.S. Terman. „**Controlled trial of naturalistic dawn simulation and negative air ionization for seasonal affective disorder.**" Am J Psychiatry (Dec 2006): 163(12): 2126–2133.

Terman, M. und J.S. Terman. „**Treatment of seasonal affective disorder with a high-output negative ionizer.**" J Altern Complement Med (Jan 1995): 1(1): 87–92.

Terman, M., Terman, J.S. und D.C. Ross. „**A controlled trial of timed bright light and negative air ionization for treatment of winter depression.**" Arch Gen Psychiatry (Oct 1998): 55(10): 875–882.

Ucha Udabe, R., Kertész, R. und L. Franceschetti. „**Études sur l'utilisation des ions négatifs dans les maladies du système nerveux.**" Bioclimatology, Biometeorology and Aeroionotherapy. Gualtierotti, R., Kornblueh, I. H. und C. Sirtori, eds. Milano: Carlo Erba Foundation, 1968: 128–134.

Watanabe, I. und Y. Mano. „**Immunological Effect of Long-term Exposure of Negative Air Ions on Human.**" The Journal of the Japanese Society of Balneology, Climatology and Physical Medicine. (2000–2001): 64(3): 121; (2000–2001): 64(3): 123–128.

Kognitive Leistungsfähigkeit

Assael, M., Pfeifer, Y. und F. G. Sulman. „**Influence of artificial air ionisation on the human electroencephalogram.**" International Journal of Biometeorology (Dec 1974): 18(4): 306–312.

Baron, R.A. „**Effects of negative ions on cognitive performance.**" J Appl Psychol (Feb 1987): 72(1): 131–137.

Duffee, R. A. und R.H. Koontz. „**Behavioral effects of ionized air on rats.**" Psychophysiology (1965): 1: 347–359.

Hawkins, L.H. und T. Barker. „**Air ions and human performance.**" Ergonomics (Apr 1978): 21(4): 273–278.

Minkh, A. A. „**The Effect of Ionized Air on Work Capacity and Vitamin Metabolism.**" Journal of the Academy of Medical Sciences, U.S.S.R. (1961): Translated by U.S. Department of Commerce, Washington, D.C.

Sakakibara, K. „**Influence of negative air ions on drivers.**" Research Domain 17, Toyota Central R&D Labs, R&D Review of Toyota CRDL (2002): 37(1)

Soyka, F. und A. Edmonds. „**The Ion Effect.**" New York, NY: Dutton & Co. Publ., 1977.

Straus. H., Deleanu, M. und E. Florea. „**Improvement of results of training in athletes under the influence of moderate negative aeroionization.**" Med Sport (Roma) (Mar 1965): 59: 171–175.

Sulman, F.G. „**Health, Weather and Climate.**" Basel, Switzerland: Karger, 1976.

Sportliche Leistungsfähigkeit

Minkh, A. A. „**The Effect of Ionized Air on Work Capacity and Vitamin Metabolism.**" Journal of the Academy of Medical Sciences, U.S.S.R. (1961): Translated by U.S. Department of Commerce, Washington, D.C.

Straus. H., Deleanu, M. und E. Florea. „**Improvement of results of training in athletes under the influence of moderate negative aeroionization.**" Med Sport (Roma) (Mar 1965): 59: 171–175.

Kardiovaskuläre Gesundheit

Deleanu, M. und M. Mozes-lörincz. „**Effect of negative air ion exposure on adaptation to physical effort in young sportsmen.**" Biometeorology (1975): 6(1). Landsberg, H. E. und S. W. Tromp, eds. Int J Biometeor Supplement Vol. 19: 131.

Freed, C.R., Echizen, H. und D. Bhaskaran. „**Brain serotonin and blood pressure regulation: studies using in vivo electrochemistry and direct tissue assay.**" Life Sci (Nov 1985): 37(19): 1783–1793.

Portnov, F. G. „**Electroaerosol Therapy.**" Zinatne, Riga, 1976.

Straus. H., Deleanu, M. und E. Florea. „**Improvement of results of training in athletes under the influence of moderate negative aeroionization.**" Med Sport (Roma) (Mar 1965): 59: 171–175.

Yamada, S. und D. Chino. „**Inhibitory effects of NAI on erythrocyte aggregation.**" Med & Biology (2000): 141(3): 79–83.

Freie Radikale

Kosenko, E.A., Kaminsky, Yu. G., Stavrovskaya, I.G., Sirota, T.V. und M.N. Kondrashova. „**The stimulatory effect of negative air ions and hydrogen peroxide on the activity of superoxide dismutase.**" FEBS Lett (June 1997): 410(2–3): 309–312.

Serotonin-Irritations-Syndrom (SIS)

Diamond, M. Enriching Heredity: „**The Impact of the Environment on the Anatomy of the Brain.**" New York, NY: Free Press, 1988.

Diamond, M.C. et al. „**Environmental influence on serotonin and cyclic nucleotides in rat cerebral cortex.**" Science (1980): 210: 652–654.

Krueger, A. P., Andriese, P. C. und S. Kotaka. „**Small air ions: Their effect on blood levels of serotonin in terms of modern physical theory.**" International Journal of Biometeorology (July 1968): 12(3): 225–239.

Krueger, A.P. und D.S. Sobel. „**Air Ions and Health.**" New York, NY: Harcourt Brace Jovanovich Inc., 1979.

Sulman, F.G. „**Migraine and headache due to weather and allied causes and its specific treatment.**" Ups J Med Sci Suppl (1980): 31: 41–44.

Sulman, F.G., Levy, D., Lunkan, L., Pfeifer, Y. und E. Tal. „**Neue Methoden der Behandlung von Wetterfühligkeit.**" Fortschritt Medizin (März 1977): 95(11): 746–752.

Yates, A., Gray, F.B., Misiaszek, J.I. und W. Wolman. „**Air ions: past problems and future directions.**" Environment International (1986): 12: 99–108.

Schlaf

Misiaszek, J., Gray, F. und A. Yates. „**The calming effects of**

negative air ions on manic patients: a pilot study.“ Biol Psychiatry (Jan 1987): 22(1): 107–110.

Reilly, T. und I.C. Stevenson. „**An investigation of the effects of negative air ions on responses to submaximal exercise at different times of day.“** J Hum Ergol (Tokyo) (Jun 1993): 22(1): 1–9.

Soyka, F. „**The Ion Effect.“** New York, NY: Bantum Premium, 1983.

Kapitel 4

Inoué, S. und M. Kabaya. „**Biological activities caused by far-infrared radiation.“** Int J Biometeorol (Oct 1989): 33(3): 145–150.

Meng, J., Jin, W., Liang, J., Ding, Y., Gan, K. und Y. Yuan. „**Effects of particle size on far infrared emission properties of tourmaline superfine powders.“** J Nanosci Nanotechnol (Mar 2010): 10(3): 2083–2087.

„**Ozone Generators That Are Sold As Air Cleaners.“** United States Environmental Protection Agency (EPA). www.epa.gov/iaq/pubs/ozonegen.html#how_is_ozone_harmful.

Tully, Lisa. „**Official Measures of Negative Ion Emissions of Sports Bands.“** Energy Medicine Research Institute (July 16, 2013).

Vatansever, F. and M.R. Hamblin. „**Far infrared radiation (FIR): its biological effects and medical applications.“** Photonics Lasers Med (Nov 2012): 4: 255–266.

Yu, S.Y., Chiu, J.H., Yang, S.D., Hsu, Y.C., Lui, W.Y. und C.W. Wu. „**Biological effect of far-infrared therapy on increasing skin microcirculation in rats.“** Photodermatol Photoimmunol Photomed (Apr 2006): 22(2): 78–86.

Über den Autor

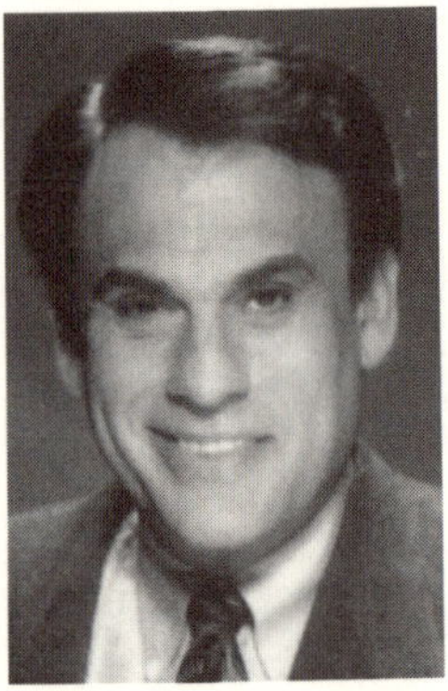

Dr. Earl Mindell ist approbierter Pharmazeut, Collegedozent und international anerkannter Experte auf den Gebieten Ernährung, Pharmaka, Vitamine und pflanzliche Heilmittel. Darüber hinaus ist er der preisgekrönte Autor von mehr als zwanzig Bestsellern, darunter *Die Neue Vitaminbibel*. Dr. Mindell wurde 2007 in die Hall of Fame der California Pharmacists Association aufgenommen. Im Jahr 2002 wurde ihm der President's Award der National Nutritional Food Association für seine langjährigen Beiträge zur Herstellung von Bioprodukten verliehen. Und 2012 wurde er von der Bastyr Universität für seinen beispielhaften Einsatz mit dem President's Citation Award ausgezeichnet.

Dr. Mindell ist Direktoriumsmitglied des California College of Natural Medicine und gehört der Beratungsgruppe des Dekans der School of Pharmacy an der Chapman University an. Darüber hinaus ist er in zahlreichen Radiosendungen und Fernsehshows aufgetreten wie zum Beispiel in *The Oprah Winfrey Show*, *Live with Regis and Kathie Lee* und *Good Morning America*.

Stichwortregister

A

ADHS .... 52f.
Adrenalin .... 70f.
Allergene 22f., 42, 47, 49
Allergien .... 18, 22f., 41f., **47ff.**
American Journal of Psychiatry 64
Amerikanische Asthma- und Allergiestiftung (AAFA) 47
Amethyst 99, 106
Amygdala 66
Ängste .... 65ff., 87f.
Antidepressiva 80
Antioxidantien 79
Arteriosklerose 76
Asthma .... 47ff.
Atemwegserkrankungen bei Kindern 50
Atome 19f., 22, 105

B

Bakterienbelastung 49f., 55
Baldwin, Dr. Bernell E. .... 56f.
Baron, Robert A. .... 74f.
Beccaria, Giovanni Battista, Pater 29
Beta-Karotin 79
Bewegungsmangel 47
Biological Psychiatry 84
Blitzableiter 29
Blutgerinnsel 81
Bluthochdruck 77, 81, 87
BMC Psychiatry 69
Brandverletzungen/-behandlungen 54f., 59

C

Cholesterin 76, 78
Chromogranin A (CgA) ... 71f.
Clostridium perfringens ... 54
Cortisol 88
Critical Care Medicine 55
Curie, Jacques 104
Curie, Pierre und Marie ... 104

D

Depression .... 18, 61ff., 80 → Stimmung
Diabetes 77, 87
Duffee, R. A. 73

Durchblutung .... 58, 101, 103f.
Dusche 18, 23
Dysthymie 62

E

Edison, Thomas .... 31, 40f.
Elektrizität 19, 27ff., 33, 36, 38f., 43, 104, 107
Elektronen 19f., 22, 78, 96, 107
Elster, Julius 30
Environmental Protection Agency (EPA) 47f., 51
Ergonomics 74
Ernährung .... 47, 62, 87f.
Erschöpfung 20

F

Faraday, Michael 30
Fern-Infrarot (FIR) .... 99, 101f., 104ff.
Fernsehapparat 20f., 96
Fettleibigkeit 47
Föhn (Wind) .... 72f.
Franklin, Benjamin ...... 28f., 103f.
Fredrikson, Mats 66
Freie Radikale .... 78ff.
Frey, Allan H. 68
Frick, Andreas 66
Frischluft .... 56f., 88, 92ff.
Furmark, Thomas 66

G

Garfield, Craig 52
Geitel, Hans Friedrich 30
Gemüse 79
General Physiology and Biophysics 54
Germanium .... 99, 101, **106ff.**
Gewichtsreduktion 18, **87ff.**, 103
Gewitter 28f., 92

H

Handy .... 20f.
Hansell, Dr. Clarence .... 40ff.
Helicobacter pylori 56
Herz(erkrankungen) .... 48, 76ff.
Herzschrittmacher 110
Hexenwinde .... 72f.
Hicks, W. Wesley 42

I

Immunglobulin A (IgA) ... 55

Immunsystem .... 20, **54ff.**
International Journal of Biometeorology 53, 81, 105
International Journal of Occupational Medicine and Environment Health 55
Ionen, negative
– allgemein ...... 21ff., 27, 31, 33, 37, 40ff., 45ff., 54ff., 91ff.
– Definition .... 17, 19f.
– in der Natur ..... 22f., **92ff.**
– künstlich erzeugte 95
Ionen, positive .... 20f., 40, 47, 50, 52, 54, 58, 61, 63, 67, 72, 81f., 89, 92, 94, 96, 107f.
Ionen-Armbänder 95
→ Negativ-Ionen-Armbänder
Ionenkonzentration .... 92ff., 97, 102, 107f.

J

JAMA Psychiatry 65
Journal of Abnormal Child Psychology 53
Journal of Comparative and Physiological Psychology 68
Journal of Environmental Psychology 60
Journal of Health and Healing 56
Journal of Hygiene 55
Journal of Nanoscience and Nanotechnology 105
Journal of the American Medical Association 48

K

Kardiovaskuläre Gesundheit .... 76ff.
Kognitive Leistungsfähigkeit .... 71, 73ff.
Kohlenhydrate .... 87f.
Konzentrationsfähigkeit 18, 53
Koontz, R. H. 73
Kopfschmerzen 59ff., 72, 82f., 92
Kornblueh, Dr. Igho H. 54
Krebspatienten 59
Krueger, Dr. Albert P. .... 67, 81f.

L

Laptop ... 21
Lernschwäche ... 53
Life Science ... 77
Linde, Carl von ... 33
Luftionisation ... 42f.
Luft-Ionisatoren ... → Negativ-Ionen-Generatoren
Luftqualität ... 21
Luftverschmutzung ... 47ff., 77, 93
- und kindliche Entwicklung ... 51
Lungenemphyseme ... 48
Lungenentzündung ... 48

M

Magengeschwüre ... 56f.
Mano, Yukio ... 68
Melatonin ... 82
Migräne ... 59f., 77, 82f.
Mikrowellen ... 21, 32
Minkh, A. A. ... 75f.
Moleküle ... 19, 22, 24
Monoamino-Oxidasen (MAOs) ... 82

N

Nakane, Dr. Hideo ... 71
National Institute of Mental Health ... 61
Negativ-Ionen-Armbänder ... 98ff.
- Hersteller ... 102, 108f.
Negativ-Ionen-Generatoren ... 49f., 58, 60, 63f., 79, 85, **91ff.**, 110
Negativ-Ionen-Therapie ... 46, 50, 53, 55, 57, 59, 63ff., 74, 78f., 82f., 89
Nervensystem, vegetatives ... 58
Neurotransmitter ... 58ff., 80
Neutronen ... 19
Nollet, Jean-Antoine ... 30

O

Obst ... 79
Operationen ... 55
Ozon(-Generatoren) ... 100

P

Pediatrics ... 50
Pflanzenwachstum ... 29f., 43
Piezoelektrizität ... 103ff.
PLOS Medicine ... 48
Pollen ... 49, 52

Portnov, F. G. 76
Protonen 19f., 22, 96
Psychophysiology 73

R

Reaktive Sauerstoffspezies (ROS) .... 78f.

S

SAD (saisonal-affektive Depression, Winterdepression) .... 62ff.
Sakakibara, Dr. Kiyomi 70
Sauerstoff 53
Schadstoffbelastung (geschlossene Räume) ... 47ff., 56f.
Schimmelpartikel 49
Schlaf(störungen) 18, 61, 81, **84ff.**, 106
Schlaf-Wach-Rhythmus (zirkadianer Rhythmus) .... 85ff.
Schmerzen **58ff.**, 106
Schmutzpartikel 49
Science 82
Selbstheilungskräfte .... 54ff.
Selektive Serotonin-Wiederaufnahmehemmer (SSRI) 65
Serotonin(spiegel) 53, **58ff.**, 77, 80ff., 84f., 88
Serotonin-Irritations-Syndrom (SIS) .... 80ff.
Sport 18, 76
Sportliche Leistungsfähigkeit ...... 75f.
Staphylococcus aureus 54
Staubpartikelbelastung 49f., 52
Stimmung .... 61ff.
Stoffwechselveränderungen 20
Streib, Al .... 41f.
Stress .... 65ff., 87f.
Stroop Test 71
Sulman, F. G. 82
Superoxid-Dismutase (SOD) 79
Suprachiasmatischer Nukleus (SCN) 85

T

Terman, Dr. Michael 63
Tesla, Nikola 15, 27, 31ff., 43
Tesla-Spule .... 31ff.
The Century .... 36ff.
Thorax 50
Titan 99, 109

Toaldo, Giuseppe, Pater ... 29
Toyota-Studie ... 70ff.
Turmalin ... 99, **102ff.**, 109

U

Ucha Udabe, Ronaldo ... 68
Umweltrisiken ... 47
Upsala Journal of Medical Sciences ... 82
US-Landwirtschaftsministerium (USDA) ... 49f.

V

Vasodilatation ... 76
Verdauungssystem ... 58
Viren ... 49, 55
Vitamin C ... 79
Vitamin E ... 79

W

Wasserfall ... 22f., 93ff.
Watanabe, Ichiro ... 68
Winkler, Clemens ... 106
Winterdepression ... 18, 62ff.
Wundheilung ... → Selbstheilungskräfte

Z

Zilien (Flimmerhärchen) ... 52

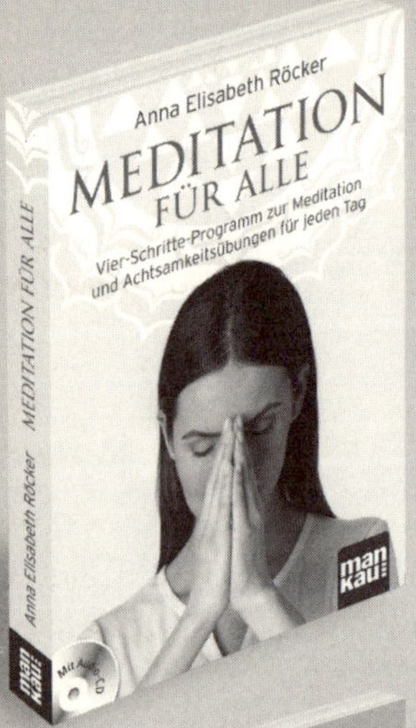

Anna Elisabeth Röcker

MEDITATION FÜR ALLE

Vier-Schritte-Programm zur Meditation und Achtsamkeitsübungen für jeden Tag. Mit Audio-CD

18,90 € (D) / 19,50 € (A)
ISBN 978-3-86374-230-0

Dieses Buch ermöglicht Ihnen einen gelungenen Einstieg in die Meditationspraxis. Es erläutert die positiven Auswirkungen der Meditation auf Körper, Geist und Seele, belegt durch die neuesten Erkenntnisse aus der Gehirnforschung, und bietet praktische Anleitungen für das tägliche Meditieren in vier Schritten: vom einfachen und leicht nachvollziehbaren Basisprogramm für jeden bis hin zu anspruchsvollen Konzentrationsübungen und der Meditation mit Gegenständen und Bildern.

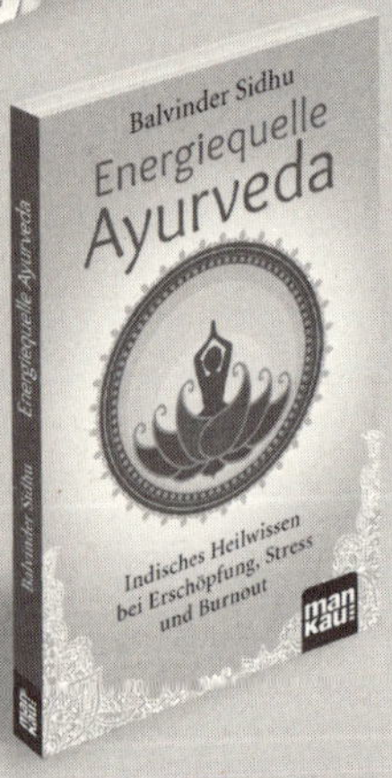

Balvinder Sidhu

ENERGIEQUELLE AYURVEDA

Indisches Heilwissen bei Erschöpfung, Stress und Burnout

9,95 € (D) / 10,30 € (A)
ISBN 978-3-86374-205-8

Neue Energie gewinnen und das eigene Kraftpotenzial finden und entfalten – diese Schätze können Sie aus der „Energiequelle Ayurveda" schöpfen. Die indische Ayurveda-Therapeutin Balvinder Sidhu stellt Ihnen neue, facettenreiche und effektive Wege vor, auf denen Sie wieder zu Ihrer Energie zurückfinden und diese langfristig erhalten können. In der ganzheitlichen Sicht auf Körper, Geist und Seele werden Sie selbst zum Macher und Gestalter Ihrer Lebensqualität. Sie können spüren, wie sich neue Lebensfreude, Kreativität und Wohlbefinden einstellen.

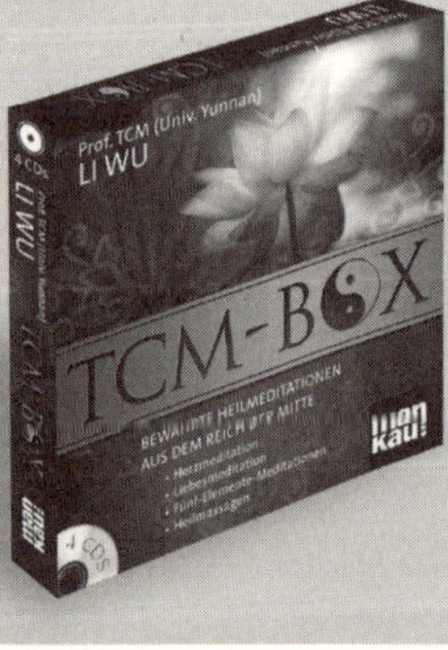

Prof. TCM (Univ. Yunnan) Li Wu

TCM-BOX

Bewährte Heilmeditationen aus dem Reich der Mitte (4 Audio-CDs)

UVP 29,95 € (D/A)
ISBN 978-3-86374-187-7

Nutzen Sie das jahrtausendealte, wertvolle Heilwissen aus dem Reich der Mitte. Im Zentrum der Traditionellen Chinesischen Medizin (TCM) steht die Anregung der Lebensenergie Qi. Die „TCM-Box" enthält vier Meditations-CDs zur inneren Sammlung, Stärkung und Heilung.

Unsere Bücher erhalten Sie bei Ihrem Buchhändler!
Besuchen Sie auch unsere Internetseite mit Bestellmöglichkeit, Internetforum, Leseproben, Veranstaltungstipps und Newsletter: www.mankau-verlag.de